排毒养颜 生活宜与忌

PAIDUYANGYAN
SHENGHUO YIYUJI

主　编　雷正权

编　者　高　桃　李文瑶　王晶晶
　　　　张晶晶　黄伟智　郑佩峰
　　　　李伟伟　辛　婕　陶晓雯

U0343154

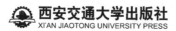

西安交通大学出版社
XI'AN JIAOTONG UNIVERSITY PRESS

图书在版编目(CIP)数据

排毒养颜生活宜与忌 / 雷正权主编. —西安:西安交通大学
出版社,2016.6

ISBN 978-7-5605-8651-9

Ⅰ.①排… Ⅱ.①雷… Ⅲ.①毒物-排泄-基本知识
Ⅳ.①R161

中国版本图书馆 CIP 数据核字(2016)第 142161 号

书　　　名	排毒养颜生活宜与忌	
主　　　编	雷正权	
责 任 编 辑	赵丹青　杨　花	
出 版 发 行	西安交通大学出版社	
	(西安市兴庆南路 10 号　邮政编码 710049)	
网　　　址	http://www.xjtupress.com	
电　　　话	(029)82668357　82667874(发行中心)	
	(029)82668315 (总编办)	
传　　　真	(029)82668280	
印　　　刷	陕西时代支点印务有限公司	
开　　　本	787mm×1092mm 1/32　印张 5.75　字数 101 千字	
版 次 印 次	2016 年 6 月第 1 版　　2016 年 6 月第 1 次印刷	
书　　　号	ISBN 978-7-5605-8651-9/R·1282	
定　　　价	15.00 元	

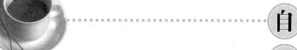

三十多年以前，我刚参加工作不久，就遇到了一位极度虚弱、全身发凉、奄奄一息的患者，可没想到我的老师竟用一碗人参汤使这位濒于死亡的人起死回生。初入医门的我心中着实欢喜了好长时间。但是药物是不能随便使用的！即使补益类药物也不例外。有这样一个病例：一位高血压病患者，平时血压就高，在一次过量饮用自制的人参酒后，不仅鼻出血不止，而且引发了脑出血。

药物可"治病"，也可"致病"。日常吃的食物也有同样的问题。如猪肝是一种很好的补益类食物，孕妇适量食用，有益健康，但如果过量食用，则有可能引起维生素A中毒，轻则影响妇婴健康，重则可致胎儿唇裂及器官缺陷。关于食物"治病""致病"的同类事例还有许多。可见，好的食物用在适宜的时候，对人的健康能起到意想不到的作用，而再好的东西用得不合时宜，也可能就是毒药！

随着时间的推移，我愈发感觉到编写一套适合不同人群与各种疾病宜忌小丛书的必要性。于是在工作之余，我留心观察，广泛收集资料，希望尽快把自己的所知与体会传播给热爱生活、急需恢复健康的人们。在此基础上，我对图书市场上相关的图书也做了系统调研，最终为这套丛书确定了四个准则：一是通俗，二是易懂，三是实用，四是价廉，使这套小丛书成为名副其实的"大众健康小百科"。套用前人的名言，就是"山不在高，有仙则灵，书不在深，有用则行"。丛书初稿完成后，又经相关专家进行审订，几经批删，终于可与广大读者见面，心中不禁颇感欣慰。

没有悉心呵护，哪来健康和幸福？没有宜忌的约束，哪里会有生命生机的重现？这套书综合特定人群及其家人对健康知识的基本需求，包括了常见疾病的饮食、起居、运动、娱乐、自疗、就医等各个方面的宜忌，以及不同人群在心理、日常生活方面的康复宜忌等，分别成册，自成一体。衷心期盼通过书中健康宜忌的讲述，能够引导广大读者遵循生命规律，提高生活质量，有疾者尽快恢复，无疾者健康快乐！

作　者

2016-4-30 于古城西安

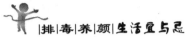

第三篇

营养素排毒养颜宜与忌

第四篇

排毒养颜起居生活宜与忌

第五篇

运动、心理调养能使人无毒又美丽

第六篇

生活中常用的排毒健体养颜方法

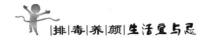

第七篇

常见"面子问题"的治疗方法

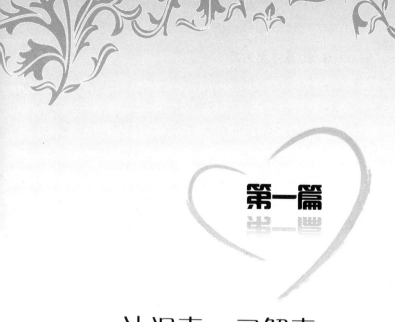

第一篇

认识毒，了解毒

中医说的"毒"指的是什么

随着科技的发展,有的人认为"毒"应该是进入人体之后,使机体产生化学变化并破坏机体组织的一种物质。人体内脂肪、糖、蛋白质等物质在新陈代谢过程中产生的废物和肠道内食物残渣的腐败产物等也是毒素的主要来源。而传统中医所说的"毒"的概念非常广泛,体内代谢出来的废弃物都叫毒,外在进入人体的有害物质也叫毒。所以我们经常能听到清热解毒、利尿排毒、发汗排毒等医学术语。中医理论认为造成人体致病的毒素来源主要有以下几种。

(1)水液之毒:人体内的水液中医将其叫做"津液",津液可以滋润关节和各种器官,如果津液出现代谢障碍会造成人体水肿、虚胖等。

(2)气血之毒:因为压力大、工作紧张造成情绪急躁、焦虑、抑郁等,导致气血循环不良、肝气淤积等情绪产生的体内毒素。

(3)食物之毒:饮食过于精细、油腻,吃甜食、冷饮过多造成毒素积聚。特别是当人大小便不畅通时,这些"毒素"最容易在体内积聚,影响身体健康。另外还有食品中的防腐剂,水果中的农药,饮料中的染色素,肉类中的有害胆固醇激素等。

（4）其他：空气中的毒素，烟草、吸毒的毒素，日用品和化妆品中的化学品毒素，电视机、电脑、手机等电器辐射，如果伤及人体，都被称作毒。

其实你已经慢慢地"中毒"了

如果有人告诉你：你中毒了。那没什么可吃惊的。因为我们生活的外在环境变得越来越污浊：漂浮的烟尘、汽车尾气的排放、臭氧层的稀薄而使太阳辐射增强，让新鲜的空气只存在于世外桃源，而我们吸入体内的气体则五味杂陈；好吃的大鱼大肉却逃不过瘦肉精、催长剂的入侵；繁忙的工作、复杂的人际关系使得绝大多数人紧张、焦虑、抑郁，人们心理也在"中毒"。各种各样的毒素藏在食品中，漂浮在空气中，随着身体的各个系统，悄悄埋伏进了我们的体内。于是，人们飞扬的神采少了，红润的面色消退了，旺盛的精力减弱了，轻盈的身材少见了。这些都缘于什么呢？其实我们

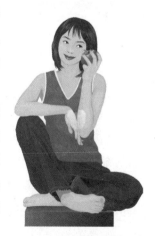

的身体已经慢慢地中毒了，最为明显的就是我们看得见的毒素对人的影响，比如皮肤上的痤疮等。实际上慢性毒素对人的更大影响在于破坏人身体的功能，比如导致人的肝脏、肾脏，还有肠道的病变，使原本是人体内正常物质的甘油三酯、胆固醇，也因人体功能衰退而堆积过多。所以，知晓养生的中医医生经常说："大多数人已经慢慢地中毒了。"

爱心提示

来自环保部门的报告：全中国使用农药量在 20 世纪 80 年代是 5000 万吨，到 2000 年全国使用农药量是 2.5 亿吨。喷洒的农药，经过土壤吸收，对环境造成了严重的污染。现在的蔬菜、水果大都使用了农药，鸡鸭鱼肉也使用了大量的激素、生长素，也就是说我们生活在一个被毒素污染的环境中。

人体内的毒素是危险的

前文已提到，生活在现今的人们，正经受着各种毒素的侵袭，但这些毒素对人体健康到底有哪些危害呢？

人体内的毒素积累对健康的影响是不言而喻的。以食物产生的毒素对人的影响为例，大肠的主要生理功能之一为形成粪便，并控制排便，是人体向外排出毒素的主要通道之一。食物残渣一般在大肠内停留 10 多个小时，在此过程中，食物残渣中的部分水分被大肠黏膜吸收，同时经细菌的发酵和腐败作用，形成粪便，粪便中还包括脱落的肠上皮细胞、大量细菌、肝排出的胆色素衍生物，以及由肠壁排出的某些重金属，如钙、镁、汞等盐类。有些细菌能分解蛋白质，产生肽类、胺类、氨、少量硫化氢和有特殊臭味的吲哚等有毒物质。在正常情况下，它们被吸收入血液，可在肝内转化、解毒，因而不损害健康。当这些有毒物质产生过多，蓄积日久，或肝脏的解毒功能消退不能及时排出或分解有毒物质时，就可能产生自身中毒，危害人体，不仅使我们的皮肤看上去不健康，还会影响其他器官。据报道，氨类、吲哚类等有害物质的蓄积，会损害脑细胞，使它过早、过多地死亡，出现记忆力下降，甚至导致老年痴呆；同时可损害肝细胞，使肝功能下降，导致急性肝炎发生。

面色能显示体内毒素所致的疾病

　　中医理论认为人体气血的盛衰和体内积存的毒素所造成的危害，必定会从面色上反映出来，用中医师的话说就是"有诸内，必形诸外"。

对于亚洲人来说，健康人的面色通常是微黄，显红润而有光泽，否则，就是不健康的表现，需要及时就诊。当然，望面色也要区别中医所说的面色中的客色与病色。客色是指健康人的面部随着季节、气候变化，或由饮酒、劳动、情绪变化、日晒等引起的临时性面色改变，不属病色。具体来说应注意以下面色。

（1）面红多为热病：如中医所说的"毒邪"所致的结核病（西医认为为结核杆菌所致），患者由于低热，两面颧部多呈绯红色，尤以午后为甚。

（2）脸色苍白多见于"毒邪"所致的贫血及某些肺病、甲状腺功能减退、慢性肾炎等病症。

（3）肺结核病晚期、肺气肿、慢性支气管炎和严重肺炎患者，面色常呈青紫。

（4）肾上腺皮质功能减退、慢性肾功能不全、慢性心肺功能不全、肝硬变、肝癌等病患者，面色都可变黑，且病情愈重颜色亦愈黑。

（5）脸色发黄是脾虚的表现，如果突然出现脸色变黄，则很可能是肝胆"罢工"的迹象。中医认为"毒邪"所致的急性黄疸型肝炎、胆结石、急性胆囊炎、肝硬化、肝癌等患者常会发出上述"黄色警报"。

男性同样需要排除体内毒素

很多男性一提起排毒，就不以为然，他们认为排毒是女性的"专利"，而男性不用养颜，也就无须排毒。殊不知，男性，特别是中年以上的男性，恰恰是更需要排毒的人群。需要说明一点，排毒的目的不只是养颜，更重要的是保证身体的健康。由于社会环境的变迁，如今的男性有几个不抽烟、不喝酒、不应酬的？事业的奔波，生活的劳累，成功与挫折，高兴与烦恼，无不影响着男性的身心健康，男性往往想不到这些，也没有空去"治理整顿"，只能任凭毒素侵害。

可能有人还会说："既然我身体有毒，为什么我还这么强壮？"请不要被表面现象所迷惑。我们可以发现一般男性年过四十，就会出现记忆衰退、臃肿不适、精力不济、食欲不振、面色无华等症状。这实际上就是身体代谢不畅的表现，不是身体没有毒素，而是毒素还没有发作。一旦毒素积聚到了一定程度，它就会堵塞血管，进入血液，损害器官，身体就会随之崩溃。要注意的是，这一情况还有日益年轻化的趋势。男性在 30 ～ 40 岁就因中风而入院的例子屡见不鲜，年轻男性中由于工作的压力过大而患神经

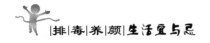
衰弱、便秘的人也比比皆是。

中年男性如果出现肥胖臃肿，说明体内"内生毒素"——体内代谢废物堆积越来越多，人体越来越接近于病前状态，人体越来越远离气机顺达、代谢畅旺的健康状态。随着社会的进步，人类的保健方式也应该进步了。男性在压力增大的同时，更应该珍重自己，排出毒素，让自己轻装上阵，以健康的体魄、充沛的精力来迎接方方面面的挑战。所以说男性更需要排毒，让高品质的生活回归到自己的身边。

人体排毒应该使用的方法

专家指出：人体排毒最好采用自然的方法，如运动、饮食、按摩、艾灸等，对用药物、清洗大肠等排毒方法则需要慎之又慎。

人体排出毒素的器官主要是大肠、皮肤、肺、肾、肝等器官，人体每天的大小便实际就是人体排出毒素的具体行动。生活中定期洗澡，可以清洗疏通皮肤毛细孔，也便于体内毒素的排出。专家一致认为，要促进人体"排毒"，主要靠合理的饮食和适量的运动，简便易行的方法是：多吃蔬菜、水果和杂粮，少食高脂肪食物，同时还要多喝水，保持大便通畅；加强运动，适当地跑步，多出汗，是人体排出毒素的方法之一。另外还应保持心情舒畅以及充足的睡眠。

在诸多排毒方法中，药物排毒与其他方法相比，短期作用较为显著。它可针对体内毒素，进行吸附、荡涤、分解和中和，然后将废物再通过消化系统、泌尿系统、汗腺排出体外。但需要指出的是有些人将"排毒"理解为单纯服用"排毒"药物，这是片面和不正确的。如果确实需要通过药物"排毒"，一定要找出"毒"在何处，然后根据自身具体状况，在医生指导下有针对性地进行"排毒"，且要量力而行。

清洗肠道是否能排毒，目前尚无定论，所以，最好慎重采用。

爱心提示

人体的美容排毒较为轻松，主要侧重于局部排毒。如洗海水澡、泥浴都是对皮肤进行清洁。如用中药进行面部排毒，其主要目的是清洁面部，使聚集在面部的毒素顺利排出，从而使面部红润光洁，起到护肤美容的作用。

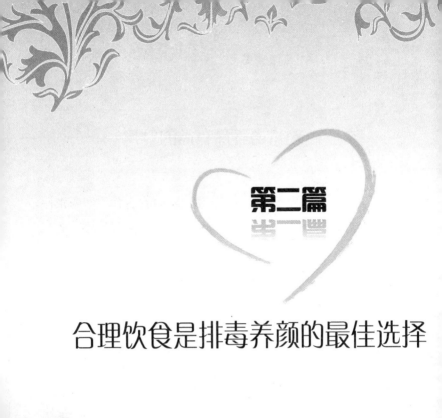

第二篇

合理饮食是排毒养颜的最佳选择

对排毒养颜有益的食物

食疗是中医特有的美容方法之一。在古代，医圣张仲景就非常善于用一些动物、植物方药进行美容治疗。他在《金匮要略》中就记载了许多既能治病又能美容的方剂，如甘草小麦大枣汤、当归生姜羊肉汤、猪肤汤等。但需要说明的是同样一种食物，对于不同的人，作用是不一样的。如果要利用食物排毒养颜，应该很好地了解自身的体质，合理使用食物，才可能达到养生治病及美容的作用。

猪　皮

用猪皮进行美容在中国已经有上千年的历史了。张仲景在《伤寒论》中就记载猪皮有"和气血、润肌肤、可美容"的功效。一些美容专家也建议，爱美的女性可多食猪皮。由此看来，猪皮实在是美容的佳品。而在日常生活中，不少人买回带皮的猪肉时，常把皮切掉弃之，实在可惜，殊不知，猪皮是个宝。之所以如此，是因为猪皮中含有大量的胶原蛋白，能减慢机体细胞老化，中医中阴虚内热的患者食用更佳。家庭中食用猪皮养颜方法如下。

（1）猪皮胶冻：猪皮 1000 克去毛，洗净，切成小块放入锅中,加水适量,小火煨炖至皮熟烂、汁液黏时,加黄酒、酱油和盐、葱、姜等调料,再加热调匀即可。冷却后凝固为胶冻状,可随意佐餐或当零食吃。

（2）猪皮红枣羹:猪皮500克去毛,洗净,切成小块,与洗净的干红枣100克,放入锅中,加水适量,以小火慢炖,也可加冰糖适量。分顿随意食之,或佐餐食用。本方除有一般的滋补作用之外,还可治疗血小板减少引起的各种出血病症。

（3）猪皮汤:干猪皮1000克,先用碱将上面的油污洗净,以温水发透,再以小火炖至五成熟,捞出,滤去水,切成小条。用温油炸至金黄色酥脆时即可贮存备用。食用时,以鸡汤或精质猪肉汤,煨炖炸好的肉皮,再加笋片、黄瓜片、黄酒、盐、味精等,佐餐食用。

猪　蹄

　　猪蹄中含有丰富的胶原蛋白,是一种廉价的美容食品。胶原蛋白对皮肤具有特殊的营养作用,可促进皮肤细胞吸收和贮存水分,防止皮肤干瘪起皱,使其红润饱满、平整光滑。此外,猪蹄肉中的弹性蛋白也极丰富,它能使皮肤的弹性增加,韧性增强,血液循环旺盛,营养供应充足,皱纹变浅或消失,使皮肤显得娇嫩细致,光亮洁白。还有,猪蹄肉中的猪蹄筋比较坚韧,咀嚼时要费牙劲,这样,在吃猪蹄筋的过程中便使咀嚼肌和面部肌肉得到锻炼,肌肉纤维增粗，体积增大，腮部显得饱满。一些国内外美容大师的调查结果证明，经常吃猪蹄的人，面部长得匀称丰满，避免了上宽下窄"猴尖脸"的发生。中老年人随着年龄的增加，面部肌肉和咀嚼肌逐渐萎缩，如经常适量啃啃猪蹄，对保持面部健美很有意义。所以，食用猪蹄进行美容是很好的选择，因为它不但经济实惠，制作简单，而且美容效果也比较明显。

 ## 阿　胶

　　唐代诗人白居易曾经这样描写过杨贵妃，说："春寒赐浴华清池，温泉水滑洗凝脂"，凝脂就是说杨贵妃的皮肤非常细嫩光滑。那么，为什么杨贵妃的皮肤那么好呢？她是怎么保养的呢？据民间传说，杨贵妃为了保养皮肤，经常吃阿胶。事实上中药美容常常使用一些血肉有情之品，阿胶就属于这一类。它的美容作用是通过滋阴养血、滋润皮肤，来改善皮肤的结构，从而达到美容的目的。这些美容方在中国历代的宫廷秘方中被大量保存着，而且这些方子至今也被中医广泛地使用。

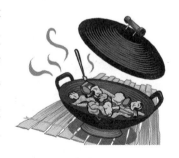

爱心提示

阿胶味甘，性平，归肺、肝、肾经，是驴皮经漂泡去毛后熬制而成的胶质块，所以又叫驴皮胶。早在两千多年前，《神农本草经》就把它列为上品，认为阿胶主治腰腹疼痛、四肢酸痛以及女性各种出血与胎产病症。后人将它与人参、鹿茸一起，并称为冬令进补三宝。现代临床通常取阿胶滋阴补血、止血安胎、益气补虚的功效，用于治疗眩晕、心悸、失眠、久咳、咯血、吐血、尿血、便血、衄血、崩漏、月经不调、滑胎等病症。据现代科学分析，阿胶含有明胶原、骨胶原、蛋白质及钙、钾、钠、镁、锌等17种元素。所含蛋白质水解后能产生多种氨基酸，其中有赖氨酸10%、精氨酸7%、组氨酸2%等。药理和临床研究发现，阿胶可以促进细胞再生，临床上能发挥养血、补血、益气等多种效用，对老年久病体质虚弱者，有减轻疲劳、抗衰益寿的作用；对久病体虚，出血后出现的晕厥、便秘也有一定的作用。阿胶还能改善体内钙平衡，它除本身含有钙质外，还可以通过甘氨酸的作用，促进钙的吸收，从而改善因缺钙引起的抽搐。

鸡 蛋

鸡蛋中所含的营养物质相当丰富，含有蛋白质、磷脂、维生素 A、维生素 B_1、维生素 B_2、钙、铁、维生素 D 等。鸡蛋黄中含有一定量的磷脂，进入人体中的磷脂所分离出来的胆碱，具有防止皮肤衰老、使皮肤光滑的作用。鸡蛋中还含有较丰富的铁，100 克鸡蛋黄含铁 150 毫克，铁元素在人体内起着造血和在血中运输送氧和营养物质的作用。

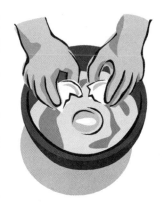

人的颜面泛出红润之美，离不开铁元素。如果铁质不足可导致缺铁性贫血，使人的脸色萎黄，皮肤也失去了光泽。

鸭　蛋

鸭蛋也有护肤、美肤作用，其美容作用略差于鸡蛋。鸭蛋含有蛋白质、磷脂、维生素 A、维生素 B_2、维生素 B_1、维生素 D、钙、钾、铁、磷等营养物质。中医药学认为：鸭蛋味甘、性凉，有滋阴、清肺、丰肌、泽肤等作用。

民间验方：鸭蛋 1 个、银耳 10 克、冰糖 20 克。炖制的鸭蛋羹，有滋阴降火、润肺美肤的功效。制法：将银耳水发，洗净，加清水，文火煮至烂熟；打入鸭蛋，加入冰糖，再用旺火煮至鸭蛋熟透即成。需要说明的是鸭蛋性偏凉，不如鸡蛋性平，故脾阳不足、脾胃虚弱、寒湿下痢者不宜服。

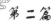

 鹌鹑蛋

鹌鹑蛋的营养价值不亚于鸡蛋，有较好的护肤、美肤作用。鹌鹑蛋含蛋白质、脑磷脂、卵磷脂、赖氨酸、胱氨酸、维生素 A、维生素 B_2、维生素 B_1、维生素 D、铁、磷、钙等营养物质。中医药学认为，鹌鹑蛋味甘、性平，有补血益气、强身健脑、丰肌泽肤等功效。鹌鹑蛋对贫血、营养不良、神经衰弱、月经不调、高血压、支气管炎、血管硬化等患者具有调补作用；对有贫血、月经不调的女性，其调补、养颜、美肤功用尤为显著。

蜂 蜜

蜂蜜是可以食用的美容剂，其美容效果好，且历史悠久。曾流传这样一个故事：唐玄宗李隆基的女儿永乐公主面容干瘪、肌肤不丰，后因战乱避居陕西，常以当地新产的桐花蜜泡茶饮用，3 年后她竟出落得丰美艳丽，风姿绰约，判若两人。后来人们发现，桐花蜜能使"老者复少，少者增美"，具有补髓益精、明目悦颜的功能。据说埃及艳后为了令皮肤雪白幼滑，每天必用蜂蜜和牛奶来浸浴；相传希腊女性常爱在脸上涂满一层又一层的

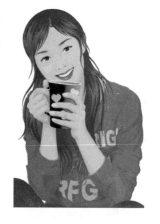

蜂蜜，所以她们的皮肤都是又白又滑。

现代研究表明，蜂蜜的营养成分全面，食用蜂蜜可使体质强壮，容颜也会发生质的变化，符合"秀外必先养内"的美容理论。特别是蜂蜜有很强的抗氧化作用，能清除体内的"垃圾"——氧自由基，因而有葆青春抗衰老、消除和减少皮肤皱纹及老年斑的作用，使人显得年轻靓丽。每日早、晚各服天然成熟蜂蜜 20 ~ 30 克，温开水冲服，就可增强体质，滋容养颜。蜂蜜的成分还具有渗透性，极易被皮肤吸收，它能提高皮肤保存水分的能力；还有清洁、消炎、清除死皮、消除皱纹的奇效；对晒伤的皮肤也有治疗和镇痛的作用。而且它的价格便宜，能让人花较少的钱达到最神奇的效果。

蜂蜜的吃法有很多，可以和牛奶、面包、蔬菜汁、茶、鲜果汁、粥类、清汤、豆浆等搭配食用。其中，较常见的是在切片面包上先抹黄油，再涂上蜂蜜，或将牛奶、草莓、香蕉、蜂蜜、杏仁放入搅拌器中搅拌成汁饮用。欧洲人喜欢在茶中加蜂蜜和柠檬。值得注意的是，蜂蜜尽量不要和容易致泻和性凉或寒的食品同时食用，如豆腐、韭菜等，否则容易引起腹泻。凡痰湿较盛、脘腹胀满或肠弱泄泻者，则当慎用蜂蜜。

食用蜂蜜时间有讲究，宜在饭前 1 ~ 1.5 小时或饭后 2 ~ 3 小时食用。胃肠道疾病患者，则应根据病情确定食用时间。胃酸过多或肥大性胃炎，特别是胃和十二指肠溃疡患者，宜在饭前 1.5 小时饮用温蜂蜜水，能抑制胃酸分泌，使胃酸水平降低，从而减少对胃黏膜的刺激，有利于溃疡面的愈合；而胃酸缺乏或萎缩性胃炎的患者，宜饮用凉蜜水后立即进食。神经衰弱者在每天睡觉前食用蜂蜜，可以促进睡眠。

🌳 黄 瓜

黄瓜，味甘，性平，又称青瓜、胡瓜、刺瓜等，原产于印度，具有明显的清热解毒、生津止渴功效，是美容美肤的佳品。现代医学认为，黄瓜富含蛋白质、糖类、维生素 B_2、维生素 C、维生素 E、胡萝卜素、尼克酸、钙、磷、铁等营养成分，同时黄瓜还含有丙醇二酸、葫芦素、柔软的细纤维等成分，是难得的排毒养颜食品。黄瓜所含的黄瓜酸，能促进人体的新陈代谢，排出毒素。黄瓜中维生素 C 的含量比西瓜高 5 倍，能美白肌肤，保持肌肤弹性，抑制黑色素的形成。黄瓜还能抑制糖类物质转化为脂肪，对肺、胃、心、肝及排泄系统都非常有益。黄瓜的食法比较多，但最为有益的食法是生食黄瓜或凉拌黄瓜，若是炒

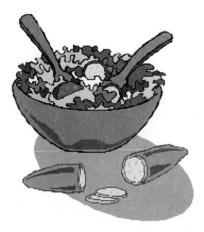

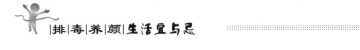

制，以黄瓜片微变色为最佳。特别是外出旅游者，出发前买些黄瓜，既可食之，又方便解渴、解暑、解饥，还能补充糖及维生素等。常吃黄瓜能清火、延年益寿。

　　生活中最为简易的养颜法就是用黄瓜切成片敷于脸面用来美容护肤。有条件者可把黄瓜挤汁，净面后涂抹，15分钟后，再轻轻按摩3～5分钟，然后把脸洗净，再使用自己常用的保养品即可。每天1次，3个月为1疗程。以后每周可做1次，经常坚持，方可年轻貌美，皮肤细腻、光亮。

山　药

　　山药原名薯蓣，能补虚羸，除寒热邪气，补中益气，长肌润肤。久服使人耳目聪明，轻身不饥，是延年益寿、美容增颜的食用佳品。山药的食用价值，一方面在于它的营养，另一方面在于它的药用。山药可以入药，治疗许多疾病。由于干山药补而不滞，益肺胃之阴，不热不燥，还能固肾益精，所以是中医补虚的常用药物。现代医学研究发现山药富含果胶，食用后能减少肠道内致癌物对肠道的刺激，对预防消化道肿瘤有利。近年又发现山药是人体干扰素的诱生剂，能增加T淋巴细胞的活性，提高网状内皮系统的吞噬能力，促进细胞免疫功能。临床实践已认为可用山药扶正祛邪，以防癌、抗癌，特别对预防消化道肿瘤和手术切除癌肿后预防复发有益。

苦 瓜

苦瓜原产于印度尼西亚，大概在宋代传入我国，是瓜类中含维生素 E 及维生素 C 最多的瓜种。中医认为苦瓜味苦，性寒，有清热、明目、解毒之功，主治热病烦渴、中暑、痢疾、赤目疼痛，以及疮疡、丹毒、恶疮等症。现代医学已证实，苦瓜具有健肤、美容、增颜之功效。中医历来讲究苦味健胃，天热不思饮食之际，可用苦瓜开胃下饭，爽口不腻。苦瓜还能除热解乏、清心明目、益气壮阳，不仅可预防中暑，还对牙痛、肠炎、痢疾有治疗效果。苦瓜外用则可消除痱子、疖肿和毒疮，是食物中排毒养颜功效最为明显的食物之一。

苦瓜的吃法很多且方便，可凉拌生食，也可煎、炒、煸、烧，荤素均宜。"拌苦瓜"可先用开水焯一下，再切成细丝，然后用酱油、麻油、糖、葱、醋一起凉拌；干煸苦瓜可将苦瓜切成片，配以辣、酱、豆豉等干煸而成，味苦而辣，醇香可口，是佐酒下饭的佳肴。用苦瓜炒辣椒是解暑除烦的四川名菜。但有的人不喜欢食用苦瓜，原因是不能忍受它的苦味，针对这种情况，在烹调时，最好把苦瓜切段，用盐腌片刻，即可除掉一部分苦味。

红 糖

　　也许你有这样的经历，顽皮的小孩子被蜜蜂蛰了，伤口处马上又红又肿，疼痛难熬，着急的父母把一些红糖融化后涂在红肿处，不一会疼痛就会减轻，红肿也会逐渐退却。寒冷干燥的秋冬季节，皮肤会因失水而全身瘙痒，当用红糖水来洗擦、清洁皮肤后，全身的干燥、瘙痒感会立即减轻。所以，千百年来，妇孺皆知红糖具有排毒滋润肌肤的作用。红糖的这种特殊作用，主要得益于它的天然成分。经过研究人员对红糖天然成分及药理作用进行分析，发现从红糖中提炼的天然成分"糖蜜"具有排毒、美白的功效。由于它能够进入有毒细胞内，可将过量的黑色素从真皮层中导出，通过全身的淋巴组织排出体外，同时，"糖蜜"的强抗氧化功能能够对受损细胞进行修护，还原健康细胞，既排毒又修护，从源头阻止黑色素的生成。另外，红糖中含的胡萝卜素、维生素 B_2、烟酸、氨基酸、葡萄糖等成分对细胞也具有强效抗氧化及修护作用，能使皮下细胞排毒后迅速生长，避免出现色素反弹，真正做到美白从细胞开始。

鲜豆浆

　　科学研究认为，女性青春的流逝与雌激素的减少密切相关。而鲜豆浆含有大豆蛋白、异黄酮、卵磷脂等物质，对某些癌症如乳腺癌、子宫癌有一定的预防作用。同时，豆浆还含有一种牛奶所没有的植物雌激素"黄豆苷原"，

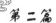

该物质可调节女性内分泌系统的功能。每天喝 300 ~ 500 毫升鲜豆浆，可明显改善女性心态和身体素质，延缓皮肤衰老，达到养颜美容之功效。

🌳 樱 桃

春末夏初，颜色红润的樱桃开始大量上市。它不仅颜色好看，且对于女性来说，多吃还能起到美容和预防妇科疾病的作用。樱桃自古就被叫做"美容果"，中医古籍里称它能"滋润皮肤""令人好颜色，美态"，常吃能够让皮肤更加光滑润泽。这主要是因为樱桃中含铁量极其丰富，每百克果肉中铁的含量是同等重量草莓的 6 倍、枣的 10 倍、山楂的 13 倍、苹果的 20 倍，

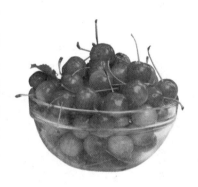

居各种水果之首。铁是合成人体血红蛋白的原料，对于女性来说，有着极为重要的意义。世界卫生组织的调查表明，大约有 50% 的女童、20% 的成年女性、40% 的孕妇患有缺铁性贫血。这首先是由生理特点决定的：青春期女孩生长发育旺盛，机体对铁的需求量大，加上月经来潮，容易发生缺铁性贫血；妊娠哺乳期女性要供给胎儿或婴儿营养物质，对铁的需要量也大大提高；老年女性胃肠道吸收功能

减退，造血功能衰弱，也会导致贫血的发生。其次，很多女性不喜欢吃肉食，易造成营养不均衡，也是导致缺铁的一个重要原因。因此，多吃樱桃不仅可以缓解贫血，还能治疗由此带来的一系列妇科疾病。

中医认为，樱桃具有很大的药用价值。它全身皆可入药，鲜果具有发汗、益气、祛风、透疹的功效，适用于四肢麻木和风湿性腰腿病的食疗。

需要指出的是买樱桃时应选择连有果蒂、色泽光艳、表皮饱满的，如果当时吃不完，最好在零下1℃的冷藏条件下保存。樱桃属浆果类，容易损坏，所以一定要轻拿轻放。另外，樱桃虽好，但也要注意不能多吃。因为樱桃中除了含铁多以外，还含有一定量的氰苷，若食用过多会引起铁中毒或氰化物中毒。一旦吃多了樱桃发生不适，可用甘蔗汁清热解毒。同时，樱桃性温热，患热性病及虚热咳嗽者要忌食。

🌳 荔 枝

著明文学家诗人杜牧有诗说："长安回望绣成堆，山顶千门次第开。一骑红尘妃子笑，无人知是荔枝来。"由此可见荔枝是多么深受美人们的喜爱。中医认为荔枝味甘、酸，性温，有补脾益肝、生津止渴、解毒止泻等功效。李时珍在《本草纲目》中说："常吃荔枝，补脑健身……"《随身居饮食谱》记载："荔枝甘温而香，通神益智，填精充液，辟臭止痛，滋心营，养肝血，果中美品，鲜者尤佳。"现代医学认为，荔枝含维生素 A、维生素 B₁、维生素 C，还含有果胶、游离氨基酸、蛋白质以及铁、磷、钙等多种元素，有补肾、改善肝功能、加速毒素排除、促进细胞生成、使皮肤细嫩等作用，是排毒养颜的理想水果。

🌳 生 姜

有一医学书籍，曾描写古代钱塘净慈寺的和尚："服生姜 40 年，颜色如童子，百病不生"。可见生姜对人体健康的好处。

中医认为生姜味辛、微温，有发表、散寒、健胃、解毒的功效。生姜为药物和食物两用植物，含有一种具有辛辣和芳香气味的挥发油，具有增强和加速血液循环、刺激胃液分泌、兴奋肠管、促进消化等作用。抑菌试验证明，生姜滤液能抑制葡萄球菌繁殖，对阴道滴虫及毛癣皮肤真菌也有抑制作用。药用以老姜最佳，为芳香性辛辣健胃剂，是常用的食疗佳品。古有"姜茶治痢方"：以生姜切细，和好茶一二碗，任意呷之，便瘥。若是热痢，留姜皮，冷痢，去皮。

生姜能促进血液循环，改善疲劳和食欲不振的状况，感冒期间的中老年人不妨积极摄取。姜汤对感冒初期的症状，如发热、头痛等很有效，如果和肉桂混合饮用，效果更佳。酒量不好或感冒的人，不妨来一碗姜汤。

食用方法：可以熬姜汤喝，也可以用糖腌制而食，或在菜中使用。但食生姜要食鲜姜（即子姜），鲜姜不辣，有效成分多，功能强；老姜（即母姜）过辣，类似干姜，人难多食，而且会刺激肾脏发炎。生姜由于其性味辛、散、偏温热，故阴虚内热、出血、目赤等患者应当忌食。

爱心提示

许多老年人的体表，尤其是脸部和手背处布满了点点的褐斑，这是体内自由基作用的结果。人体内的自由基是一种衰老因子，它作用于皮肤，引起"锈斑"。而生姜水是除"锈"高手。生姜中含有多种活性成分，其中的姜辣素，有很强的对付自由基的作用。实践证明，有的老年人饮用生姜水一年多，脸部和手背等处的老年斑就会有明显改变，或消失，或程度不同的缩小，或颜色变浅，而且不会有继续生长的迹象。若真的想阻止或除去脸上的老年斑，不妨采用这样的服用方法：取适量鲜姜片放入水杯中，用200～300毫升开水浸泡5～10分钟后当水饮。

海 带

海带中含有一种叫硫酸多糖的物质，能清除附着在血管壁上的胆固醇。海带中的褐藻胶因含水率高，在肠内能形成凝胶状物质，有助于排除毒素物质，阻止人体吸收铅、镉等重金属，排除体内放射性元素，同时有助于治疗动脉硬化，并可防止便秘和肠癌的发生。海带中还含有大量的碘，可以刺激垂体，使女性体内雌激素水平降低，卵巢功能恢复正常，消除乳腺增生的隐患。

推荐食谱：海带炖鸭。将鸭剁成小块，海带切成方块，将鸭和海带用开水烧开，捞去浮末，加入葱、姜、料酒、花椒，用中火将鸭炖烂，再加精盐，出锅装盘。

黑木耳

木耳因生长在潮湿阴凉的环境中，中医学认为它具有补气活血、凉血滋润的作用，能够消除血液里的热毒。黑木耳中的植物胶质有较强的吸附力，可将残留在人体消化系统内的杂质排出体外，起到清胃涤肠的作用。黑木耳对体内难以消化的食物等具有溶解作用，对胆结石、肾结石等也有化解功能。黑木耳还能减少血液凝块，预防血栓病的发生。

推荐食谱：黑木耳豆腐汤。将黑木耳泡发后洗净，豆腐切成片，将两者一起加入鸡汤及盐同炖，10分钟后即可食用。

绿 豆

中医认为绿豆可促进机体的正常代谢，解百毒，能帮助体内毒物的排泄。绿豆还可解酒毒、野菌毒、有机磷农药毒、铅毒、丹石毒、鼠药毒等。取食绿豆芽，可治疗因缺乏维生素 A 引起的夜盲症、缺乏维生素 B_2 引起的舌疮口炎及阴囊炎、缺乏维生素 C 引起的坏血病等。绿豆芽脱下的豆皮名为绿豆衣，有清热解毒、明目退翳之功。

推荐食谱：醋溜绿豆芽。将绿豆芽洗净，用沸水快速焯一下，再在凉水中浸泡后捞起、沥干；将花椒在油锅内炸焦，去掉花椒，放葱炝锅，投入绿豆芽，加盐、糖、醋、味精翻炒几下，用湿淀粉勾芡即成。

🌳 胡萝卜

胡萝卜是有效的解毒食物，与体内的汞离子结合之后，能有效降低血液中汞离子的浓度，加速体内汞离子的排出。所含的琥珀酸钾，有助于防止血管硬化，降低胆固醇；所含的胡萝卜素可清除导致人体衰老的自由基；所含的 B 族维生素和维生素 C 等营养成分也有润肤、抗衰老的作用。女性进食胡萝卜还可降低卵巢癌的发病率。

推荐食谱：胡萝卜炖牛肉。将牛肉洗净、切块，放入滚水中烫去血水后捞出；将胡萝卜洗净、去皮、切块，和牛肉一起放入锅中用大火煮开，加入调料，改中火煮至熟软即可。

🌳 大 蒜

大蒜中含有的辣素，被称为"天然的青霉素"，可以起到预防流行性感冒、防止伤口感染、治疗感染性疾病和驱虫的作用。大蒜中所含的大蒜素，可与铅结合成为无毒

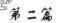

的化合物，能有效防治铅中毒。大蒜具有降血脂及预防冠心病和动脉硬化的作用，并可防止血栓的形成。大蒜还能提高肝脏的解毒功能，阻断亚硝胺致癌物质的合成。

推荐食谱：蒜味鸡汤。将锅烧热下油，放入番茄、大蒜煸炒几下，加鸡汤、盐和胡椒粉，用小火炖 4～5 分钟，将鸡蛋打入汤内，3～5 分钟后即可食用。

🌳 果 醋

醋的味道是酸的，很多人就以为它是酸性饮品，但事实上醋是一种典型的碱性食品，因为它在人体内氧化后能产生带阳离子的碱性化合物。就像橘子一样，吃起来是酸的，实际上也是碱性食品。从营养学的角度上来看，醋的主要成分是醋酸和有机酸。醋酸有利于糖和脂肪充分转化为能量，防止体内脂肪过多堆积，还可以软化血管，降低血液中的胆固醇含量；有机酸则有利于维持人体内环境酸碱度的平衡和稳定，使各种代谢和生理功能得以正常进行。事实上，研究人员证实，长期饮用天然发酵醋，能使人体酸碱值维持弱碱状态，使病毒不易上身，免疫力也无形中增强。醋可使食物中的水溶性 B 族维生素和维生素 C 的化学结构变得稳定，不易因烹煮而破坏，从而保证食品中

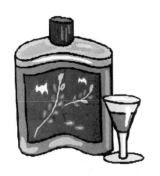

的铜、锌、铬等微量元素的溶解和吸收。因此，有人说醋饮料可以将水果中的各种维生素、矿物质和其他微量元素较完整地保存下来。

果醋由于添加了不同的果蔬汁，对于健康更是益莫大焉。苹果醋可补心益气、生津止咳、健胃和脾，番茄醋则能清热解毒、平肝、解暑、止渴，芦荟醋有抑制心律、扩张血管、增加红血球以及防癌等效果。但饮用美容醋时要注意以下几点：①不能大量饮用，每天不要超过20毫升。②尽量不要空腹喝，或是不经开水稀释就喝，否则会对胃造成一定伤害。③胃溃疡、胃酸过多和糖尿病患者不宜多喝。④对水果过敏的人在喝之前要仔细看说明书，避开相应的水果醋。另外，孕妇也不能饮用。

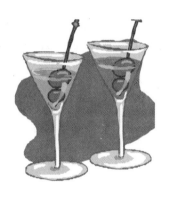

贴心提示

果醋护肤方法有两种：①用最上等苹果酿制的醋和入备用的面膜中，敷在脸上即可。具有美白杀菌、淡化黑色素、迅速消除老化角质、补充肌肤养分及水分、活血化瘀、缩小粗糙毛孔、抗氧化等功效。适用于日晒后的皮肤，以及皮肤粗糙、油性发黄、色素沉淀的肌肤治疗。过敏性

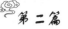

肤质慎用。②在每晚睡前做过面部清洁工作后，以5份食醋与1份甘油的比例调成混合剂，涂抹于脸部和颈部，可以睡眠过夜，也可在半小时后以清水洗净再涂晚霜睡眠。一般经使用两星期左右后，皮肤明显白滑，并有保湿的功效。此两种方法可根据自己的爱好选用。

排毒养颜应慎吃的食物

在我们每个人的一生中有不计其数的食物"穿肠而过"，那么在这么多食物中，我们如何进行科学合理的选择，却是一门重要的学问。因为这些食物有的与自身的疾病是相克的，有些食物的性味、作用与疾病是相佐的；有些是碱性食物，有些则是酸性食物；有些是热性食物，有些又是寒性食物，而这些食物对于某些疾病是有一定禁忌的。有的食物有益于人体排毒，而有的食物却有害于机体健康，而这些知识的取得有赖于我们的不断学习。那么排毒养颜应该慎吃哪些食物呢？

 多吃盐容易长皱纹

国外有句俗语："美女生在山上，不生在海边。"这是因为住在海边的女性平时吃的盐较多，所以皮肤很容易长出皱纹。专家解释说，存在于人体血液和体液中的钠离子和氯离子，在保持人体渗透压、酸碱平衡和水分平衡方面起着非常重要的作用。如果吃盐过多，体内钠离子增加，就会导致细胞失水，从而造成皮肤老化，时间长了就会使皱纹增多。应该说，正常的盐分摄入并不可怕，要想皮肤好，比较科学的方法是多喝水，帮助皮肤排毒，另外每天盐分摄入量不要超过5克。

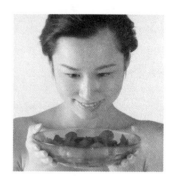

爱心提示

众所周知，食盐具有消炎杀菌的功效，其实它的排毒功效亦很独到。如果你是油性肌肤，可试着将一小勺盐与蜂蜜调匀后，涂在脸上并轻轻按摩5分钟后用清水洗去，有深层清洁皮肤毛孔的作用。

多吃油炸食物不利排毒

油条是中国人喜欢的食品，但营养学家研究发现：制作油条时要在面团中掺进明矾使其发泡，油条才能炸得膨起来。明矾是一种铝化合物，对人体健康有害。油条吃得太多，这种铝化物可沉积在人体骨骼中，使骨质变得疏松；沉积于人的大脑中，可使脑组织发生器质性改变，出现记忆力衰退，甚至痴呆；沉积于皮肤，可使皮肤弹性降低，皮肤皱纹增多。如果经常吃油条，就有可能影响脑组织和骨骼的健康，还可能催人衰老。所以，从健康和美颜的角度出发，劝君不要天天吃油条。

油炸食物不可多食的另外一个原因是因为高温油炸，可使油脂中的维生素 A、维生素 B、维生素 C、维生素 E 和必需脂肪酸遭到破坏。其中 B 族维生素经油炸后损失 40%～50%。高温处理的油脂，其热能的利用率只有一般油脂的 50%，而且油炸食品在油锅中高温煎炸时间较长，极易生成有害物质，可损伤肝脏，使生长发育迟缓，还有强烈的致癌作用。炸过的油反复使用会产生自由基，这是一种强致癌物质。油炸食物如果炸焦，产生的致癌物活性很强。医学实验证实，以高温加热的油脂饲养大白鼠数月后，大白鼠普遍出现胃溃疡、乳头状瘤、肝癌、肺癌、肉瘤、乳腺癌等。

 忌常吃方便面

方便面以其食用方便而深受人们的喜爱。无论是乘车旅行，还是简便午餐，方便面处处给人以方便。但有的人经常大量食用，甚至达到了痴迷方便面的程度，这就不可取了。方便面作为普及的大众食品，在营养方面有其局限性，长期食用会发生营养不足。科研部门的调查分析表明，长期吃方便面者中有 60% 的人营养不良，54% 的人患缺铁性贫血，20% 的人缺乏维生素 B_2，23% 的人缺乏维生素 A，20% 的人缺锌。所以，除非特殊情况，在日常生活中特别应注意饮食营养搭配，不要只吃方便面，要纠正偏嗜的习惯，使生活中既能享受方便面的"方便"，又要摄取丰富的营养。

忌常吃粉丝

粉丝在加工制作中，其粉浆中加入了 0.5% 左右的明矾。加入的明矾与粉浆凝聚在一起很少分离，而且随着粉丝的成形和干燥，明矾的含量会有增无减。众所周知，明矾中含有较多铝盐，因此粉丝是含铝食物，大量食粉丝，也就大量摄入了铝。铝对人体的毒害是多方面的。世界卫生组织早在 1989 年就正式将铝定为食品污染物并要求严加控制。根据科学测试，每人每日允许摄入的铝量为每千克体重 1 毫克。又据测定，我们日常使用铝制餐具可以摄入约 4 毫克的铝，经常食用含铝食物则可摄入 10 毫克以上的铝。从这一计算出发，大致可以算出，一个人每天可食用粉丝的上限量是很小的。若将粉丝作为主食，经常食用，无疑是等于"慢性自杀"。对老年人而言，铝更是引起老年痴呆的病因之一。所以说限量食用粉丝，对于健康有极大的益处。

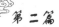

排毒养颜宜喝的果蔬汁

因为富含纤维素或叶绿素的食物具有解毒功能，所以不少果蔬食物本身就具有抗污染、清血液、排毒素和养颜的作用，多吃有助于消除体内累积的毒性物质。

果蔬汁的制法很简单，将果蔬洗净切成小片，按说明书所述的工艺制作或将果蔬放入榨汁机中搅拌即可，饮用时用白糖或蜂蜜调味。果蔬汁主要含碳水化合物、矿物质、维生素等营养成分。由天然果蔬自制的果蔬汁不含防腐剂、食用色素，可分原果蔬汁、浓缩果蔬汁、果蔬汁糖浆等多种，是理想的保健饮品。

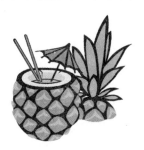

【配料】生山楂 10 克，炒麦芽 10 克。

【制法】以开水沏泡。

【用法】早晚适量饮用。

【功效】健胃，消食导滞。适用于湿疹或小儿诸疾初愈，胃肠消化力减弱以及面黄无华者。

桂皮山楂片

【配料】桂皮6克，山楂肉10克，红糖30克。

【制法】以水煮熬桂皮、山楂，滤汁放入红糖调匀。

【用法】早晚适量饮用。

【功效】温胃散寒，消食导滞。适用于因寒气与食积，阻滞于胃而引起的胃脘闷痛、饮食不下、面黄无华、喜热食而恶寒凉者。

【配料】乌梅15克，红糖适量。

【制法】将乌梅、红糖加水2碗，煎至1碗，去渣。

【用法】早晚适量饮用。

【功效】补血止血、美肤悦颜。适用于女性月经过多或功能性子宫出血症。

红糖乌梅汁

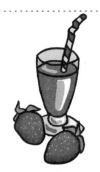

西红柿汁

【配料】西红柿2个，鱼肝油1滴。

【制法】西红柿搅汁，加鱼肝油1滴，即可饮用。

【用法】早晚适量饮用。

【功效】抑制雀斑生长，消除色素沉着，增白皮肤。

爱心提示

西红柿中含丰富的谷胱苷肽。谷胱苷肽可抑制酪氨酸酶的活性，从而使沉着的色素减退或消失。每日喝1杯西红柿汁或经常吃西红柿，对防治雀斑有较好的作用。因为西红柿中含丰富的维生素C，被誉为"维生素C的仓库"，经常吃西红柿可抑制皮肤内酪氨酸酶的活性，有效减少黑色素的形成，从而使皮肤白嫩，黑斑消退。

【配料】柠檬500克，冰糖适量。

【制法】将柠檬搅汁。

【用法】早晚加冰糖适量饮用，每次10～30毫升。

【功效】使皮肤白嫩，防止皮肤血管老化，消除面部色素斑，防治动脉硬化。

【配料】新鲜胡萝卜500克。

【制法】将新鲜胡萝卜研碎挤汁，每次10～30毫升。

【用法】早晚适量饮用。

【功效】抑制雀斑生长。消除色素沉着，增白皮肤。

喝这样的粥排毒养颜效果好

药粥疗法集医学理论、民间医疗于一体，只要运用得当，可收到明显的排毒养颜作用。药粥疗法强调对人体进行整体调理，更为重要的是此法能将平时保养寓于美食之中，长期坚持能达到其他方法达不到的效果。况且药粥用料简单易寻，可根据自己的口味选用，如能长期坚持食用，大有裨益。

当归美颜粥

【配料】当归 10 克，川芎 3 克，黄芪 5 克，红花 2 克，鸡汤 1000 克，粳米 100 克。

【制法】取当归、川芎、黄芪，用米酒洗后，切成薄片，将诸药放入布袋，加入鸡汤和清水，煎出药汁，去布袋后入粳米熬成稀粥。

【用法】日服 1 剂，分 2 次食用。

【功效】补血、理气、祛瘀、悦色、去斑。适用于血虚所致的面色苍白者，并可消除皮肤黑斑与黑眼圈。

薏苡仁粥

【配料】薏苡仁粉 30 ～ 60 克，粳米 100 克。

【制法】生薏苡仁适量，洗净晒干，碾成细粉，取适量用粳米煮粥。

【用法】可供早晚餐，温热服食。

【功效】增强人体免疫功能，抗菌抗癌、美容。

【配料】紫河车 100 克，小米 100 克。

【制法】取新鲜洗泡干净的紫河车切碎，与小米同煮粥。

【用法】日服 1 剂，分 3 次温热食用。

【功效】补肾益气，益气养血，润肤悦色。

爱心提示

　　紫河车是人体胎盘的中药名，中医称为胞衣、胎衣等。胎盘的鲜品、干品均可入药。每个紫河车重 30～60 克，质地硬脆，有腥气，以整齐、紫红色、洁净者为佳。胎盘既非草木，又非金石，世上也没有紫河，何以命名为"紫河车"呢？其实，这名字的来历带有浓厚的神话色彩。据《本草纲目》解释："天地之先，阴阳之祖，乾坤之始，胚胎将兆，九九数足，胎儿则乘而载之"，其遨游于西天佛国，南海仙山，飘荡于蓬莱仙境，万里天河，故称之为河车。母体娩出时为红色，稍放置即转紫色，因此，入药时称为"紫河车"。

　　中医认为，胎盘性味甘、咸、温，入肺、心、肾经，有补肾益精、益气养血之功。《本草拾遗》言其"主气血羸瘦，妇人劳损，面黯皮黑，腹内诸病渐瘦悴者"。现代医学研究认为,胎盘含蛋白质、糖、钙、维生素、免疫因子、女性激素、类固醇激素等,能促进乳腺、子宫、阴道、睾丸的发育,对甲状腺也有促进作用,临床用于治疗子宫发育不全、子宫萎缩、子宫肌炎、机能性无月经、子宫出血、乳汁缺乏症等,均有显著疗效,对肺结核、支气管哮喘、贫血等亦有良效,研末口服或灌肠可预防麻疹或减轻症状,对门静脉性肝硬化腹水及血吸虫性晚期肝硬化腹水也有一定的疗效。

黄精陈皮粥

【配料】黄精15克,粳米100克,陈皮3克,冰糖20克。

【制法】黄精15克用纱布包好,加入适量水在锅中煮10分钟,再下粳米100克,陈皮3克,冰糖20克同煮成粥,拣出药包。

【用法】早晚餐食用。

【功效】宽中益气,使五脏调和,肌肉充盛,骨髓坚强,多年不老,颜色鲜明,发白返黑,齿落更生。本粥补益作用较强,身形虚瘦的人宜常食。

胡萝卜粥

【配料】胡萝卜 100 克,粳米 100 克。

【制法】胡萝卜洗净切小丁,与粳米同煮成粥。

【用法】早晚空腹食用。

【功效】润滑皮肤,防止皮肤老化,生发,治疗老人食欲不振或消化不良等症。

【配料】熟地 15 克,粳米 100 克。

【制法】取熟地用纱布包好与适量水煮 20 分钟后,拣出纱包,下粳米成粥,下冰糖稍煮即可服用。

【用法】早晚空腹食用。

【功效】补中气,壮筋骨,通血脉,益精气,和五脏,有轻身好颜色、聪耳明目的作用,对肌肉消瘦者适宜。

熟地粳米粥

【配料】枣仁15克，龙眼肉15克，粳米100克。

【制法】将枣仁、龙眼肉切小粒，与粳米一同入锅加适量水煮成粥，加红糖少许并搅匀。

【用法】晚餐服用。

【功效】补益心脾。长期食用可使人容颜减皱，肌肤光滑，并对思虑过度、劳伤心脾、暗耗明血所致的面容萎黄失泽及心悸怔忡、健忘失眠亦适宜。

【配料】麻雀1只，粳米100克。

【制法】取麻雀去毛及内脏，洗净放少许酒略烹，添适量水、葱段，同粳米煮成粥。

【用法】早晚餐服用。

【功效】通经络，行气血，温脾胃，养肌肤。可使肌肤丰润，面色荣润，肌肤润泽。

【禁忌】性功能亢进者不可食。

【配料】当归 5 克，川芎 2 克，红花 1 克，黄芪 3 克，粳米 100 克，鸡汤 800 克。

【制法】当归、川芎用米酒洗后切薄片，同黄芪、红花装入小布袋内，与鸡汤同入锅中，加入适量水，用小火煮 15 分钟，去药袋，放入洗净的粳米煮粥，待米烂汤稠即可。

【用法】每日 1 次，温热服之。

【功效】理气，祛瘀，补血。常吃能使血脉和顺，颜面红嫩，皮肤润泽。对气滞血瘀引起的面上黑斑有良好的消除作用。

【配料】粳米 50 克，菠菜适量（洗净切段）。

【制法】如常法煮米做粥，米熟入菠菜煮烂即可。

【用法】早晨做早餐食之。

【功效】清热嫩肤，光洁面容，益血气，清热润便。凡因血虚生燥引起的口干、面黄皆可食用。

 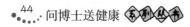

小豆内金粥

【配料】赤小豆50克，鸡内金10～15克，研末。

【制法】先煮赤小豆如常法，将熟时放入鸡内金末调匀，可作早餐食用。

【用法】每日1次，温热服之。

【功效】排毒养颜，减肥除疮，清热利湿，消积化瘀。凡因湿热下注少腹作胀者，即可辅食此粥。

【配料】生山药50克（去皮为糊），酥油适量，蜂蜜适量，粳米60克。

【制法】将山药制糊后，用酥油和蜜炒，令凝，用匙碾碎，另煮米成粥，放入山药搅匀，亦可加糖少许即可。

【用法】每日1次，晨起作早点食用，温热服之。

【功效】润肤，养颜，延缓皱纹增多，补肾精，固肠胃。凡因肾之精气不足、脾失湿煦而引起的腰酸肘痛，食欲欠佳者，皆可食之。

山药酥油粥

【配料】杏仁 150 克，核桃 75 克，白芝麻 100 克，糯米 100 克（糯米先用开水浸泡 30 分钟），黑芝麻 200 克，稀牛奶 250 克，冰糖 60 克，枸杞、果料各适量。

【制法】先将芝麻炒至微香，与上述原料一起下锅煮沸至烂熟，加冰糖即可食用。

【用法】每日早晚各食 100 克，温热服之。

【功效】补气养血，润肤养颜，延缓皮肤衰老及抗皱去皱。

【配料】酸枣仁 30 克，粳米 50 克。

【制法】先将酸枣仁煮汁，去渣，用汁煮米做粥。

【用法】每日 1 次，温热服之。

【功效】养心安神，润肤红颜。凡心、肝血虚所致之不眠，即可辅食此粥。

【配料】阿胶 30 克，糯米 30 ~ 50 克。

【制法】阿胶捣碎，炒，令黄为末。先将糯米煮成粥，临熟下阿胶末搅匀即可。

【用法】晨起或临睡前食用。

【功效】养颜，嫩肤，止血，安胎。适用于妊娠因营血不足所至之胎动不安，亦可用于便血的患者。

【禁忌】（1）阿胶滋补作用虽然很强，但性偏滋腻，有碍脾胃运化，只适宜于胃肠吸收功能正常者服用。脾胃虚弱、食欲不振、呕吐腹泻者，则不宜服用。

（2）在患有感冒、咳嗽、腹泻等病或月经来潮时，应停服阿胶，待病愈或经停后再继续服用。另外，服用阿胶期间还需忌口，如萝卜、浓茶等。

阿胶糯米粥

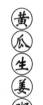

【配料】鲜嫩黄瓜300克，精盐2克，生姜10克，粳米100克。

【制法】将黄瓜洗净，去皮去心切成薄片。粳米淘洗干净，生姜洗净拍碎。锅内加水约1000毫升，置火上，下粳米、生姜，武火烧开后，改用文火慢慢煮至米烂时下入黄瓜片，再煮至汤稠，入精盐调味即可。

【用法】每日1次，温热服之。

【功效】润泽皮肤，祛斑，减肥。经常食黄瓜粥，能消除雀斑，增白皮肤。

【配料】红枣15克，黑米100克，菊花15克。

【制法】上述用料一同放入锅内加清水适量煮粥，待粥煮至浓稠时，放入适量红糖。

【用法】佐餐食用。

【功效】健脾补血、清肝明目。常食可使面部肤色红润，起到保健防病、驻颜美容的作用。

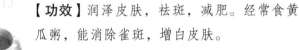

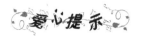

红枣，果肉肥厚，色美味甜，含蛋白质、脂肪、糖类、维生素、矿物质等营养素，尤以糖类和维生素 C 含量高，在鲜枣中含糖类达 20％～36％，在干枣中含糖类高达 50％～80％。至于维生素 C，每 100 克鲜枣内含 300～600 毫克，还含有丰富的维生素 P。因此红枣历来是益气、养血、安神的保健佳品，对高血压、心血管疾病、失眠、贫血等患者都很有益，亦是护肤美颜的佳品。养血美颜每日吃红枣 3 次，每次 10 枚，有养血美颜功效。这是由于红枣中含有丰富的维生素和铁等矿物质，能促进造血，防治贫血，使肤色红润。加之红枣中丰富的维生素 C、维生素 P 和环磷酸腺苷能促进皮肤细胞代谢，使皮肤白皙细腻，防止色素沉着，达到护肤美颜效果。

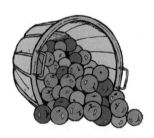

红糖桂圆粥

【配料】酸枣仁25克，桂圆肉15克，红糖10克，粳米100克。

【制法】前两味洗净，切成小粒，一同入锅，加粳米（淘洗干净）和1000克清水熬煮成粥，出锅前调入红糖。

【用法】佐餐食用。

【功效】补益心脾、安神润肤。适用于心脾气血不足导致的肌肤干燥、面色萎黄。

【配料】黄芪20克，粳米100克，红糖30克，陈皮6克。

【制法】将黄芪洗净切片，放入锅中，加清水适量，煎煮去渣取汁。将粳米淘洗干净，与陈皮、红糖放入锅中，再倒入黄芪汁，加清水适量，煮至米烂熟即成。

【用法】每日1次，温热服之。

【功效】理气健胃，燥湿化痰，益气养颜。适用于气血虚弱所致颜面苍白无华。

黄芪红糖粥

排毒养颜不要忘喝的美容汤羹

　　食用汤羹是中医特有的美容方法之一。早在汉朝时期就有人善于用一些动物、植物方药进行美容。《金匮要略》中就记载了许多既能治病又能美容的方剂，如甘草小麦大枣汤、当归生姜羊肉汤等。而现在更有不少美容滋补汤，老少皆宜，制作方便，效果颇佳。这些滋补汤多由乌鸡、云灵、红枣等温补药材构成，具有补气和血、去肾虚不足、耳鸣及腰膝无力、贫血等功效。

【配料】燕窝、红枣、红糖适量。

【制法】将燕窝用清水泡开除去杂质，然后与红枣（去核）同放入锅内加水适量熬至红枣烂熟，再入红糖调味食用。

【用法】早晚随量饮用。

【功效】养颜，祛皱纹，使肤色光泽滋润。

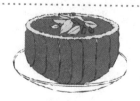

银耳枸杞羹

【配料】银耳15克，枸杞子20克。

【制法】将银耳、枸杞子同入锅内，加适量水用文火煎成浓汁后加入蜂蜜再煎5分钟即可服用。

【用法】隔日1次，温开水兑服。

【功效】滋阴补肾，益气和血，润肌肤。

【配料】杏仁12克，桂花6克，冰糖适量。

【制法】取杏仁捣碎入锅内熬15分钟后入桂花再熬10分钟，滤去渣质入冰糖调味，即可饮用。

【用法】早晚随量饮用。

【功效】乌发养颜，护肤祛斑。适于女性四季常饮。

杏仁桂花汤

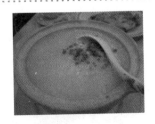

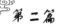

薏米银耳羹

【配料】薏米150克，水发银耳50克，白糖、糖桂花、湿淀粉各适量。

【制法】（1）薏米用温水浸泡，洗净，水发银耳去杂洗净，撕成小片。

（2）锅中加冷水，放入银耳、薏米一起炖熬，待薏米熟透，加入白糖熬沸，用湿淀粉勾成稀芡，加糖桂花搅匀即成。

【用法】早晚随量饮用。

【功效】润肤健美，益寿，滋阴润肺，养胃生津。

参芪松仁汤

【配料】人参10克，黄芪15克，松子仁20克，黑芝麻50克，花生100克，糙米300克，白糖适量。

【制法】（1）人参、黄芪用两碗水熬成一碗，松子油炸或者炒，黑芝麻、花生、糙米用水泡好、混合，加水打成浆汁状。

（2）锅内入适量清水，将参芪汁及黑芝麻浆倒入，搅均匀，上火熬熟，放入松子仁。

【用法】早晚随量饮用。

【功效】驻颜养容、滋补强身。能改善面色萎黄、苍白无华、须发早白、身体虚弱等症。

苹果雪梨羹

【配料】苹果2个，雪梨2个，莲米120克，陈皮9克，砂糖适量。

【制法】（1）将苹果、雪梨去核留皮。

（2）莲米与陈皮一同放入锅内加适量清水熬30分钟，再放苹果、雪梨同熬50分钟后入砂糖调味即可食用。

【用法】早晚随量饮用。

【功效】美容，护肤，抗衰老。

【配料】苹果2只（约500克），生鱼（150克以上1条），生姜2片，红枣10枚，盐少许。

【制法】（1）生鱼去鳞、去鳃，用清水冲净，抹干，放入油锅煎至鱼身成微黄色。

（2）苹果、生姜、红枣洗干净后，苹果去皮、去心、去蒂，切成块状，生姜剥去姜皮，切片，红枣去核。

（3）瓦煲内加入适量清水，用猛火煲滚，然后加入全部材料，改用中x火继续炖2小时左右，加入盐调味即可饮用。

苹果生鱼汤

【用法】早晚随量饮用。

【功效】预防黑眼圈的出现，防止眼下出现眼袋、眼皮浮肿。

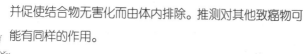

窝心提示

苹果是老幼皆宜的水果之一。西方谚语"一天一苹果，医生远离我"也从一个侧面反映出苹果的营养价值和医疗价值。所以，苹果被越来越多的人称为"大夫第一药"。苹果含有充足的纤维素，用以补充肠道容量，降低致癌物质浓度，促进其排泄。苹果有许多食疗功效，其中之一是具有美容抗癌功效，这是因为苹果含有大量果胶，经常食用有利于体内毒素的排除。医学报道，接受放射性气体的动物在食用果胶之后，果胶与动物体中放射元素结合，并促使结合物无害化而由体内排除。推测对其他致癌物可能有同样的作用。

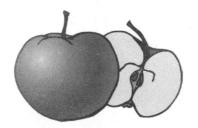

银耳陈皮羹

【配料】银耳25克，红枣15克，陈皮6克，鸡蛋1个，冰糖适量。

【制法】先将红枣去核与银耳同熬30分钟，然后放陈皮再熬10分钟，加冰糖打入鸡蛋拌匀即可食用。

【用法】早晚随量饮用。

【功效】养颜美肤，祛皱纹，消色斑。常服可使皮肤白嫩，细腻，富有弹性。

【配料】鸡肉750克，香菇30克，红枣5枚，枸杞子6克，米酒、盐、生姜各适量。

【制法】将鸡肉（最好是本地乌鸡）洗净斩段，香菇洗净泡胀，切片或切丝，红枣、枸杞子洗净。共入锅，加入酒、姜、食盐，先用猛火烧开，再改用小火煲至鸡肉软熟，骨肉能分离即成。

香菇枣杞汤

【用法】早晚随量饮用。

【功效】补中益气，滋阴养血，润肤养颜，壮阳抗老。适于气血不足，神疲乏力，病后体虚，食欲不振者食之。

爱心提示

研究发现，香菇中的香菇多糖有较强的抗肿瘤作用，能增强人体抵抗力，诱生干扰素。香菇还有较好的降血脂功能，促进胆固醇的排泄。故此药膳可用于癌症、高血脂症的辅助治疗。

香蕉西米羹

【配料】香蕉2根，西米80克，白糖150克，干淀粉15克。

【制法】西米用冷水浸泡，香蕉去皮切片待用。炒锅洗净加水熬沸，倒入西米，小火熬至无白心时加白糖，沸起撇去泡沫。淀粉用水调糊，入锅勾薄芡，下香蕉，搅匀起锅盛入汤碗即成。

【用法】早晚随量饮用。

【功效】温中健脾，滋阴润肺。具有治脾胃虚弱和消化不良，使皮肤恢复天然润泽的功效。

【配料】薏仁 30 克，干净猪蹄 1 只（约 500 克），黄酒、盐、葱、姜、胡椒粉、酱油等适量。

【制法】（1）薏仁碾碎，猪蹄洗净剁块与薏仁一同放入沙锅，加黄酒、姜及清水 1500 毫升，盖好锅盖。

（2）先用猛火熬滚，除去汤面浮沫，再用文火煨约 2 小时；待猪蹄烂熟后，依次加入盐、酱油、葱、胡椒粉。

【用法】早晚随量饮用。

【功效】健脾益胃，利湿壮腰膝。

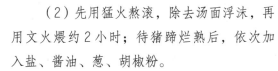

【配料】冰糖 60 克，乳鸽 1 只，燕窝 30 克。

【制法】（1）将燕窝用温水浸润至膨胀，除去杂毛。乳鸽去除毛及内脏，剔骨，切成块。

（2）将整理好的乳鸽、燕窝、冰糖一同放入锅内，加足量水煮开，再煨至鸽肉烂熟。

【用法】分四次，吃肉喝汤。

【功效】补气血，补益美容。

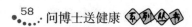

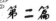

【配料】黑木耳50克，红枣10个，红糖100克。

【制法】上述用料煎服，每日2次。

【用法】每日早、晚餐后各1次。

【功效】消除黑眼圈。经常服食，可以驻颜祛斑、健美丰肌，并可治疗面部黑斑、形瘦。

【配料】赤小豆30克，丹参12克，红糖适量。

【制法】上述用料水煎取汁，加入红糖。

【用法】吃豆喝汤。

【功效】坚持一段时间，可使肤色红润。

【配料】燕窝25克，蜜枣15克，红糖适量。

【制法】将燕窝用清水泡开除去杂质，然后与蜜枣（去核）同放入锅内加水适量煮至蜜枣烂熟，再加入红糖食用。

【用法】每日早、晚餐后各1次。

【功效】养颜，去除皱纹，使肤色光泽滋润。

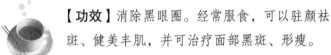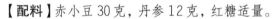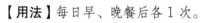

排毒养颜宜喝的美容茶

茶叶中含有维生素 E 和维生素 C，能显著减少活性氧的产生，加速细胞的新陈代谢，减少因紫外光线及污染而产生的游离基，防止毒素侵袭肌肤细胞并有效杀菌排毒，使肌肤美白柔嫩。可以使用含茶叶成分的保养品，也可以每天坚持喝两杯茶叶饮品，或者干脆直接嚼服茶叶，都可达到排毒美颜甚至瘦身的功效。另外，茶叶所含的丹宁、儿茶素、维生素 C、维生素 E 等成分，皆具有抗氧化的作用，能使肌肤更紧实而有弹性。对于爱美女性来说，与其买那些贵得离谱的化妆品，不如领略一下茶叶的奇妙作用，它能去除黑斑、皱纹、雀斑。另外，提供一个小秘方：想要皮肤容光焕发，仅仅喝茶是不够的，将茶叶渣滓当成面膜那样敷在身体的各个部位，比用化学方法制成的绿泥茶更有用。对于追求健康的人应常饮用以下具有排毒养颜作用的美容茶。

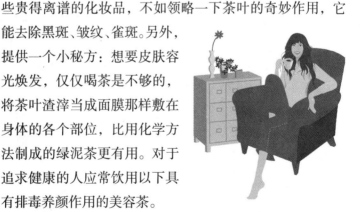

【配料】人参10克，橘皮3克，紫苏叶6克，砂糖50克。

【制法】水煮熬成汁，去渣澄清。

【用法】每日代茶频饮。

【功效】顺气开胸，止渴生津，美容。适用于老年体质弱，因气虚运行迟缓，以致气机阻膈而引起的胸膈、胃虚胀、气津不布、口渴不欲多饮等症。

【配料】玉竹10克。

【制法】沸水冲泡。

【用法】每日代茶频饮。

【功效】养阴润燥，生津润颜，长期服用可轻身延年。

【配料】牛奶100克，红茶2克，食盐适量。

【制法】先将红茶煎浓汁，再将牛奶煮沸，兑入红茶汁，同时加入少许食盐，搅匀。

【用法】代茶饮。

【功效】益气填精，养颜润肤，长期服用令人体质强健，肌肤洁白、润泽有弹性。

【配料】桃花3克，冬瓜仁3克。

【制法】将以上2味，沸水冲泡，加盖焖5分钟。

【用法】代茶饮。

【功效】经常饮用，祛风活血，润泽面容，祛除黑斑。适用于面部多黑斑者。

【配料】玫瑰花适量，绿茶3克。

【制法】沸水冲泡。

【用法】代茶饮。

【功效】降火气，调理血气，促进血液循环，养颜美容，且能消除疲劳，保护肝脏、胃肠。

【配料】生姜 200 克，大枣 200 克，盐 20 克，甘草 30 克，丁香 30 克，沉香 30 克。

【制法】将其共捣成粗末和匀，每天清晨取 10 ～ 15 克，沸水泡 10 分钟。

【用法】可代茶饮用。

【功效】长期服用，容颜红润，肌肤光滑。

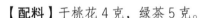

【配料】干桃花 4 克，绿茶 5 克。

【制法】沸水冲泡。

【用法】代茶饮用。

【功效】适用于面部黑斑、老年斑及因日照导致皮肤较黑者。

【禁忌】孕妇及月经过多者忌服。

【配料】绿茶、何首乌、泽泻、丹参各 5 克。

【制法】将上述几味加水共煎，去渣饮用。

【用法】每日 1 剂，随意分次饮完。

【功效】美容，降脂，减肥。

【配料】绿茶 2 克，红糖 20 克。

【制法】沸水冲泡后，加盖焖 5 分钟即可饮用。

【用法】每日 1 剂。

【功效】让皮肤变得干净透亮，粗糙的皮肤恢复光泽。

既能排毒又能养颜的美容药酒

一般来说，酒精会使毛细血管扩张，喝了酒后人的面部会出现充血，脸色看上去较红润，如果是女性，白里透红似乎平添几分妩媚，有人可能认为这就是所谓的美容效果。但事实上，从长远看，酒精使毛细血管扩张，将血液大量送往皮脂腺，皮脂腺比平时分泌更多油脂。因此酒后脸色红润的同时，面部油脂也增多。皮肤油腻，易滋生粉刺、痤疮等，影响面部美观；此外喝酒还会引起毛孔扩张，加重酒糟鼻等病情，使得鼻周皮肤出现黑点、粗糙、起皱、硬结等提前老化现象。可见，长期或大量饮酒非但起不到美容作用，还会促使皮肤早衰而影响容貌。但下列经特别酿造的药酒可供选用。

【配料】酸枣仁、黄芪、茯苓、五加皮各 30克，干葡萄、牛膝各 30 克，天门冬、防风、独活、肉桂各 20 克，火麻仁 20 克，羚羊角屑 6 克，白酒 1500 毫升。

【制法】将药捣碎，置于净器中，用酒浸之，密封 7 天后开取，去渣。

【用法】每日早晚各 1 次，每次于吃饭前随量温饮。

【功效】对于肌肤粗糙、心神不宁者，起到润肌肤、养五脏之功效。

【配料】白鸽 1 只，血竭 30 克，白酒 1000毫升。

【制法】白鸽去毛洗净去内脏，将血竭放入白鸽肚中，用线缝住，用白酒煮沸约 10 分钟令熟，取下候温备用。

【用法】鸽肉分 2 次食用，酒徐徐饮完。

【功效】对于面目黯黑、肌体消瘦者，起到滋养身体之功效。

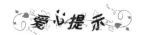

爱心提示

鸽又名鹁鸽、飞奴、白凤，肉味鲜美，有一定的辅助医疗作用。古语说："一鸽胜九鸡"，鸽子营养价值较高，对体虚病弱者、手术患者、老年人及儿童非常适合。中医认为，鸽肉易于消化，具有滋补益气、祛风解毒、清热活血、行瘀滋补的功能，对病后体弱、头晕神疲、记忆衰退有很好的补益治疗作用，可用于虚劳、糖尿病、久疟、血虚经闭等病症的辅助治疗。由于白乳鸽的骨内含有丰富的软骨素，可与鹿茸中的软骨素相媲美，经常食用，可有改善皮肤细胞活力，增强皮肤弹性，改善血液循环，使面色红润等功效。鸽肉中还含有丰富的泛酸，对脱发、白发等有很好的疗效。乳鸽含有较多的支链氨基酸和精氨酸，可促进体内蛋白质的合成，加快创伤愈合。民间还把白鸽作为扶助阳气强身的妙品，认为它具有补益肾气、强壮身体的作用。

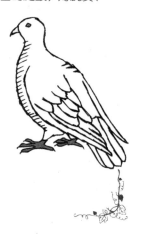

补血美容酒

【配料】枸杞子、白术、远志、熟地各60克，白茯苓30克，人参10克，肉桂10克，何首乌10克，白酒1500毫升。

【制法】将药捣成粗末，用酒浸之封口，7日开取，去渣备用。

【用法】每日早晚饭前温饮一小杯。

【功效】对于精血不足、容颜无华者，起到充精髓、泽肌肤之功效。

 白术糯米酒

【配料】白术100克，糯米250克，酒曲适量。

【制法】将白术洗净，轧碎，以水1000毫升煎煮，压滤去渣，药汁冷置数宿；糯米蒸煮，待熟后，摊凉，以药汁拌匀，装坛中，放置于温暖处发酵7日，压榨去渣，过滤后装瓶备用。

【用法】随意饮服。

【功效】益气养血，生发更齿，使面有光泽，除病延年。

爱心提示

　　白术性味苦、甘、温，具有补脾、益气、生血、和中功效，自古为补脾益气之要药。可用于治疗脾胃虚弱、不思饮食、倦怠乏力、泄泻、痰饮、水肿、水便不利、头晕、头汗、胎动不安等症。现代医学研究认为白术能加快血液循环，降低血糖，使胃肠分泌旺盛、蠕动增强；还能防止肝糖原减少，对肝脏有保护作用。白术可增加水和钠的排泄，具有明显而持久的利尿作用。白术中的挥发油对人体有镇静功效。

葡萄糯米酒

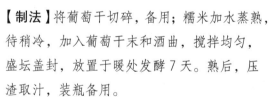

【配料】葡萄干 500 克，糯米 3000 克，酒曲适量。

【制法】将葡萄干切碎，备用；糯米加水蒸熟，待稍冷，加入葡萄干末和酒曲，搅拌均匀，盛坛盖封，放置于暖处发酵 7 天。熟后，压渣取汁，装瓶备用。

【用法】每日 2 次，每次餐前饮 1 小杯，或佐餐饮服。

【功效】益肝肾，暖腰膝，留容颜。

核桃红枣酒

【配料】核桃肉 100 克，甜杏仁 20 克，红枣 100 克，白蜜 100 克，酥油 50 克，白酒 1500 毫升。

【制法】（1）将核桃肉、红枣、杏仁拍碎，放入酒坛中。

（2）将酥油用锅置火上加热，加入蜂蜜，待熔化后，煮沸 3 ～ 5 分钟，趁热过滤 1 遍，倒入酒坛内。

（3）将白酒倒入酒坛，加盖密封，每日摇动数下，浸泡 15 天，可以服用。

【用法】每日 2 次，早晚饮服 15 ～ 20 毫升。

【功效】补肾益气，健脾和胃，润肺利肠，泽肌肤，润容颜。可用于调补气血，颐养容颜，润肠通便。

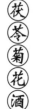

茯苓菊花酒

【配料】白茯苓、甘菊花、石菖蒲、天门冬、白术、生黄精、生地黄各50克，人参、肉桂、牛膝各30克。

【制法】共捣成细末，用蚊帐布包贮，置于净器中，用醇酒1.5千克浸之，7日开取，去渣备用。

【用法】每日早晚各1次，每次空腹温饮1小盅。

【功效】此药酒对于形容憔悴、身倦乏力者，可起到润肌肤、壮力气之功效。

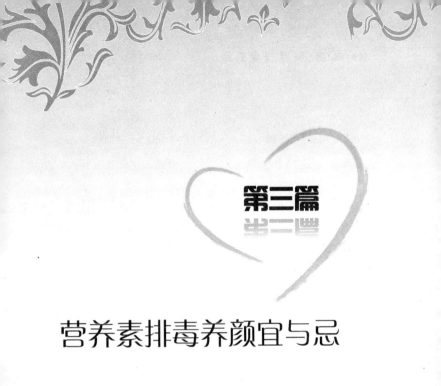

第三篇

营养素排毒养颜宜与忌

排毒养颜的关键在于营养平衡

强壮的骨骼、丰满的肌肉、细嫩的皮肤、乌黑的秀发、匀称的形体等构成健康的身体和形体的健美，这都与营养平衡有着密切的关系。无论是营养不良或营养过剩都会影响健康和美。一个健康的人，其皮肤自然会白里透红，富有弹性和光泽，身材富有曲线美，焕发出青春的活力与魅力。患有营养不良、贫血、肝病、肾病的人，其颜面所显示出来的颜色必然是苍白或萎黄或灰暗，任何化妆品都掩盖不了这种病容。因此，营养平衡既有利于补充人体健康和美容所必需的营养素，又可防治各种疾病。

食物中的蛋白质、脂肪、糖类、矿物质、水、纤维素等营养物质，是人体健康和颜面美所必需的营养素。这些营养素的主要来源是食物。因此，全面合理地从食物中摄取营养素，是美容健体最重要的物质基础。相反，如不注意饮食调配，如节食、偏食、挑食都会影响食物中营养成分的合理摄入，造成某种营养成分的缺乏。例如，饮食中长期缺碘，会影响人的体格发育，还会因甲状腺素产生不足导致甲状腺肿，影响身体健康，皮肤的弹性也会消失；食物中如长期缺铁，会导致缺铁性贫血，使人体的抵抗力下降，表现出乏力、头晕眼花等症状，同时，皮肤也会失去红润及光泽，变得苍白无华；缺乏微量元素锌，会影响人体性器官的发育，可引起食欲减退、脱发、记忆力减退等症状，还能使皮肤脱屑、粗糙，产生皱纹，同时易患湿疹、痤疮等症。因此，欲使自己的容颜娇美，头发秀丽，形体健美，就必须通过营养平衡，保持机体正常的生理功能。

营养平衡的另一意义是对患者进行调养和治疗。如对患有缺铁性贫血的人，可给予补充含铁丰富的食物，以改善贫血症状，使皮肤恢复红润和光泽；对患有维生素 A 缺乏症的人，给予补充富含维生素 A 的食物，以改善皮肤干燥、粗糙状态；对患有月经病的女性，可选用具有调经补血的食品和食疗方进行调理，以恢复皮肤的光泽和柔润；对肥胖者，可选择具有减肥和美容作用的食品和药膳以使体形健美，使颜面皮肤恢复弹性；对于消瘦者，可选择具有生肌泽肤、增重壮体的食物和药膳，以获得健壮的体魄和健美的肌肤。

总之，营养与人体健康和美颜、美体是息息相关的。科学合理的营养，对形体美起着重要的作用，更是人体健美所必需的。还可以在平衡膳食的基础上，选择具有独特功效的食品来美容驻颜，减肥壮体，抗衰延寿。

巧食脂类轻松排毒养颜

肌肤美是无数爱美人士的追求。从面部皮肤健康美这一角度来说，白嫩红润的皮肤是最好的。这其中，脂肪也充当了重要角色。因为皮下脂肪可使皮肤光滑细腻，充满弹性。人们通常把如婴儿般美丽的皮肤形容成"白里透红"，要知道，其中脂肪功不可没。衰老会逐渐导致人体结构性和功能型的皮肤损伤，皮肤组织会经历许多的变化。比如，皮肤的内层和外层（真皮和表皮）会变得越来越薄，弹性丧失，连接真皮和表皮的部分缓冲减小，并随着胶原质的减少而出现皮肤纤维化，皮肤组织就不能对抗和修复皮肤损伤。另外，尽管细胞先天具有中和自由基的作用和功能，但仍然需要通过能降低这种损伤作用的抑制剂来减少细胞损伤。那么该如何降低上述的退化和损伤呢？

适当摄入脂肪

脂肪的美容保健作用体现在必需脂肪酸的作用上。必需脂肪酸缺乏，皮肤会出现磷屑样皮炎、湿疹及皮肤细胞膜对水通透性增加，而这一切与脂质代谢关系密切。人体内胆固醇要与脂肪酸结合才能在体内运转，进行正常代谢。

必需脂肪酸缺乏，胆固醇运转受阻，不能进行正常代谢，就会在体内沉积而导致疾病，引起皮肤出现异常。另外皮肤组织如果出现损伤，在修复过程中，新生组织的生长也需要必需脂肪酸，如果缺乏会影响修复进程。必需脂肪酸对X射线、紫外线等引起的一些皮肤损害还有保护作用。所以，美容专家强调要维护面部之美，一味清汤食素是不利于养颜的，而要经常摄入适量的脂肪，尤其是动物脂肪。

爱心提示

从体形健美这一角度来说，适当摄入脂肪，对女性有着重要的意义。因为当少女进入青春发育期时，首先需要储备适量的脂肪，以调节内分泌系统，只有胸、臀等部位含脂量增加，才能构成女性特有的三围美。在女性一生中的其他时期，也需要脂肪的帮助来维持"S"形的曲线美。因为不论年龄大小，容貌的光彩和身体的曲线之美为大多数人所青睐，就是在艺术作品中也已体现到了这种美的追求。比如古希腊人和文艺复兴时代就崇尚女性丰满之美，并且

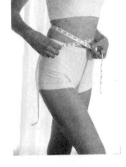

体现在许多美术作品中。而体内脂肪的储存，皆有赖于饮食中脂肪的摄取。由此脂肪与女性肌肤、体形美密不可分。

宜食卵磷脂

目前市场上销售一种可供保健用的卵磷脂。卵磷脂是人体每一个细胞不可缺少的物质，如果缺乏，就会降低细胞的再生能力。对皮肤而言，会导致粗糙、有皱纹。如能适当摄取卵磷脂，皮肤再生活力就可以保障，再加上卵磷脂有良好的亲水性和亲油性，皮肤当然就有光泽了。另外，卵磷脂所含的肌醇还是毛发的主要营养物，能抑制脱发，可使白发慢慢变黑。卵磷脂还是一种天然的解毒剂，它能分解体内过多的毒素，并经肝脏和肾脏的处理排出体外，当体内的毒素降低到一定的浓度时，脸上的斑点和青春痘就会慢慢消失。卵磷脂还具有一定的亲水性，并有增加血红素的功能。如果每天服用一定量的卵磷脂，就能为皮肤提供充分的水和氧气，使皮肤变得光滑柔润。

具体操作方法是每天把卵磷脂加入酸奶中饮用，过一段时间后，你会发现脸上的色斑或青春痘会以惊人的速度消退。当然，相应的护肤品也不能少。肌肤修护霜可以在青春痘刚长出来的时候使用，晚上搽用后，一般第二天青春痘就能够消去。

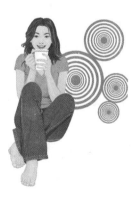

使用维生素排毒养颜

维生素是人体不可缺少的一种营养素，是"维持生命的营养素"。从生物化学概念看来，它们是这样的一类有机物：在人体内的含量很小，但生理作用很大，因为它们参与人体物质与能量的代谢，调节广泛的生理与生化过程，从而维持了人体正常的生理活动。因此，有人把维生素称作"生命催化剂"。但它与我们熟悉的三大营养物质（蛋白质、脂肪、糖类）不同，其本身既不是构成人体组织器官的原料，也不能为人体提供能量，它主要参与人体内的生理调节过程。

 补充维生素宜分年龄

维生素的补充与人的生理有极为重要的关系，不同年龄段和不同的特殊时期有不同的需求。一般来说以下补充方法对健康以及排毒养颜有一定的积极意义（表1）。

表1　不同年龄段人群维生素补充方法

年　龄	补充方法
12～18岁	在每天早餐后一次服用复合维生素或水溶性维生毒 E 200 国际单位

续表 1

年　龄	补充方法
19 ~ 50 岁	复合维生素和维生素 C 1000 毫克、维生素 E 400 国际单位，每天早餐后服用 1 次。当精神压力大时，在上、下午各服用 1 粒复合维生素 B
50 岁以上	复合维生素和维生素 C 1000 毫克、维生素 E 400 国际单位，每天早餐后服用 1 次。如有必要，晚餐后可再服用 1 次
经期女性	女性在经期每天可补充维生素 B 650 毫克，每天分 3 次服用；或每天补充复合维生素 B 100 毫克，每天分 2 次服用
更年期女性	维生素 E 每次 400 国际单位，每日 3 次；或复合维生素 B 600 毫克，每日 2 次

 宜补维生素 A

在众多的维生素家族成员中，维生素 A 被称为肌肤护理"专家"，亦称美容维生素。维生素 A 可以使人的皮肤柔润，眼睛明亮，并减少皮脂溢出而使皮肤具有弹性。维生素 A 对皮肤的表皮层有保护作用，并维持其功能处于正常状态；如果缺乏，会引起肌肤干燥、角质代谢失常，导致细胞角化增多。维生素 A 在体内从不同环节对抗自由基对细胞的氧化损害，加强身体的抗氧化能力，减轻自由基的危害，使皮肤保持更年轻的状态。维生素 A 还有助保持皮肤柔软和丰满，改进皮肤的锁水功能，有较明显的抗角质化的效果，并能延缓皮肤老化，在皮肤细胞的分裂和发育方面有调节作用。维生素A还有助于对粉刺进行局部治疗，以及防止皮肤皲裂、冻疮等。

需要说明的是维生素A只存在于动物性食物中，各种动物的肝、鱼肝油、鱼子、全奶、奶油、禽蛋等是维生素A的良好来源；植物中的胡萝卜素被吸收后，可在体内转变为有生理活性的维生素A。β-胡萝卜素（维生素A原）来源于有色蔬菜和水果，如菠菜、无菁叶、甜菜、萝卜叶、芦笋、花椰菜、甘薯、冬瓜、南瓜、杏、桃、甜瓜等。胡萝卜、甜菜、杏子和黄甜瓜是从植物中获取β-的首选，可以提供人体每日所需的全部β-胡萝卜素（表2）。

表2　富含维生素A的食物

单位：国际单位（U）/100克

名　　称	维生素A含量	名　　称	维生素A含量
猪　　肝	8700	带鱼（咸）	483
鸡　　肝	50 900	松花蛋	940
羊　　肝	29 900	河　　蟹	5960
牛　　肝	18 300	鱼肝油	85 000
鸭　　肝	8 900	沙丁鱼	100
奶　　油	830	牡　　蛎	1500
乳　　酪	1280	田　　螺	1721
鸡蛋黄	3500	鸭　　蛋	1380

宜补维生素C

维生素C可清除毒素，具有较强的抗氧化作用，因而具有保持皮肤洁白细嫩、防止衰老的功效。

（1）皱纹的产生是由于胶原蛋白不足。而人体缺乏维生素C时，大约只能合成10%左右的胶原蛋白。如果补充足够的维生素C，则可合成大量的胶原蛋白。所以维生素C对防止皱纹、护肤美容具有重要作用。

（2）维生素C对防治黑斑、雀斑十分有效。在皮肤表皮下方有色素母细胞，这些细胞会生出色素，假如含量太多无法排泄，便会沉积在皮肤里而形成黑斑、雀斑。摄取充分的维生素C便能抑制色素母细胞分泌过量的色素，并且能将多余的色素迅速排出体外，以维持正常的新陈代谢。维生素C的还原作用也能促使色素还原成无色。

（3）维生素C有助身体吸收铁质。因月经来潮，女士们极容易贫血，为防止贫血必须补充铁质，而铁质偏偏又含在吸取效率低的矿物质中。维生素C具有很强的还原能力，能将平日含在植物性食品中难以吸收的铁转变成易为人体吸收的形态。因此补充维生素C，能使苍白的脸色回复红润。

食物中蔬菜（如番茄、菜花、绿叶菜）、水果（如柑、橘、柠檬、枣、山楂、猕猴桃）都含有充足的维生素C。其中含量最多的就是红甜椒和甜浆果，其次是猕猴桃、草莓和醋栗（表3）。

表3　富含维生素C的食物

单位：毫克/100克

名　　称	维生素C含量	名　　称	维生素C含量
鲜　枣	540	菜　花	61
番　茄	8 ～ 28	萝　卜	30
苦　瓜	56	白　菜	44 ～ 47
猕猴桃	62	荔　枝	41
猕猴桃（汁）	150 ～ 400	红辣椒	159
红　薯	150	西兰花	51
沙　棘	160	桃	7 ～ 12
苜　蓿	118	柑　橘	117

 宜补维生素E

许多人为延缓衰老，每天都服用维生素E。那么，维生素E究竟能不能美颜，它的抗衰美颜作用真的就那么神奇吗？

研究证明，维生素E可渗透入表皮，甚至可达皮下组织，若应用得法，具有推迟和减轻皱纹的作用。外用维生素E能加快皮肤新陈代谢，促进血液循环，加速细胞修复和再生，同时还能产生抗自由基成分，抗氧化物侵蚀和防止皮肤细胞早衰，增进皮肤的弹性。不管是眼外角出现的鱼尾纹，口周围出现的环口纹，鼻唇沟出现的表情线，还是眼下部凸出的眼袋等，都可利用外涂维生素 E 的方法来消除。

维生素 E 还可让细胞代谢活跃，使老化的细胞恢复年轻，可让白发逐渐恢复黑色，肌肤黑斑减少，甚至消失。所以女性护肤美容坚持长期服用维生素 E 是很有必要的，选择天然活性维生素 E 效果更好。那么怎样用维生素 E 美容呢？临床证实，有人用维生素 E 对面部皱纹进行为期 4 周的治疗就能使其明显减少。方法是：剪开一粒维生素 E 胶囊，取出加油擦在皱纹上，用手指肚轻轻按摩。如果每日使用 2 次，每次使用 50 毫克；若每天只用 1 次，则需用 100 毫克。目前，国内外专家均已配制出多种含维生素 E 的护肤化妆品，可在医师或专业美容师的指导下选用此类护肤化妆品。

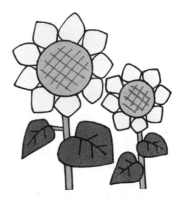

维生素 E 广泛地分布于动植物组织中。饮食中维生素 E 的主要来源是植物油，如麦胚油、玉米油、葵花籽油、花生油、豆油，但橄榄油中含量不多。其他如深绿色蔬菜、核果、豆类、全谷类、肉、蛋中均含有较丰富的维生素 E（表4）。

表4　富含维生素 E 的食物

单位：毫克/100 克

名　　称	维生素 E 含量	名　　称	维生素 E 含量
麦胚油	149.4	花生油	12.5
核桃油	56	绿叶菜	1 ~ 10
葵花籽油	44.9	蜂　蜜	1.9
棉籽油	35.3	花　粉	100
米粮油	20	麦　芽	22
大豆油	11	猪　肉	0.63
植物油	9.9	花　生	4.6

补充矿物质排毒养颜

矿物质实际上是指无机元素。人体每天需要 100 毫克以上的矿物质元素，为常量元素，如钙、磷、钾、钠、氯、镁等；而含量甚微，每日需要量仅为微克或毫克者的称为微量元素，包括铁、碘、铜、锌、锰、钴、钼、硒、铬、氟等。临床观察表明，膳食中的微量元素对于排毒养颜是非常重要的。也就是说，通过改善膳食中微量元素的摄取，确实可以起到排毒养颜的作用。在美容护肤方面，铁、锌、碘、硒等矿物质或微量元素起着重要作用，当供应不足时，可以引起体内新陈代谢障碍，造成皮肤功能障碍，从而影响人体皮肤健康。

🌳 宜补铁

铁根据其在体内的功能状态可分成功能性铁和储存性铁两部分。功能性铁存在于血红蛋白、肌红蛋白和一些酶中，约占体内总铁量的 70%。其余 30% 为储存性铁，主要储存在肝、脾和骨髓中。

铁是合成血红蛋白的主要原料之一，血红蛋白的主要功能是把氧气运送到各组织。铁还是体内许多重要的酶如过氧化物酶、细胞色素酶和过氧化氢酶的组成成分，这些酶参与体内许多重要的生理过程。虽然铁在这里的含量不多，但却不可或缺。

人体之所以还需储存铁，将它藏在肝脏或骨髓中，是为了应人体急需。一旦某些原因引起铁在体内大量缺失，使红细胞的成熟受到影响，将会引起缺铁性贫血，出现颜面苍白，皮肤无华，失眠健忘，肢体疲乏，思维能力差。此时就将储存的铁动员出来，给予补充。

动物的肝脏和其他器官含铁最为丰富；豆类、绿叶蔬菜和干果类中也含有铁，但这些食物中的铁不如动物食品中的铁利用率高。在食用含铁的蔬菜类食物的同时提高维生素 C 的摄入量，可有利于铁的吸收和利用（表 5）。

表5　含铁的主要食物

单位：毫克/100 克

名　　称	含铁量	名　　称	含铁量
瘦牛肉	2.8	菠　菜	2.9
小　米	5.1	鸡　血	25.0
海　带	4.7	海　米	11.0
玉米面	3.2	油　菜	2
大　豆	8.2	葡萄干	9.1
绿　豆	6.5	红枣（干）	2.3
红小豆	7.4	乌　枣	3.7
芝麻酱	58.0	黑木耳	97.4
瘦猪肉	3.0	鸡　蛋	2.3

宜补锌

　　人体中的锌广泛分布于全身组织中。锌是人体里酶的主角，已经发现有 50 多种酶与锌有关。锌能增强机体抵抗力，有助于伤口恢复，有助于前列腺分泌性激素。锌的主要生理功能是促进生长发育，参与核酸和蛋白质的合成，可促进细胞生长、分裂和分化，也是性器官发育不可缺少的微量元素。锌可以改善味觉，增进食欲。锌对第二性征发育，特别是女性的"三围"有重要影响。锌在眼球视觉部位含量很高，缺锌的人，眼睛会变得呆滞，甚至造成视力障碍。锌对皮肤健美有其独特的功效，能防治痤疮、皮肤干燥和各种丘疹。

锌在自然界广泛存在，但主要存在于海味及肉类食物中。一般含蛋白质较高的食物其含锌量都较高，如肉类、猪肝、家禽，尤其在海产品中含量更高，如牡蛎、海蟹、田螺、黄鳝等。植物性食物不但含锌量较低，且吸收率也差，并可能会受到加工的影响。如粮食类加工越精细，锌的含量就越低。豆类如黄豆、绿豆和赤豆及坚果类中都含有一定量的锌。人的初乳锌含量较高，以后逐渐减少。锌的供给量为成人每天 15 毫克，孕妇和乳母每天 20 毫克（表6）。

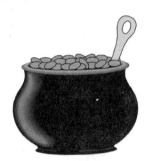

表6　含锌的主要食物

单位：毫克 /100 克

名　称	含锌量	名　称	含锌量
牡　蛎	9.39	鸡　肝	3.46
蟹　类	3.3 ~ 5.5	鸡　肉	1.28
鲜贝类	2.1 ~ 11.6	猪　肝	5.78
鳟　鱼	4.3	猪肉（肥瘦）	0.8 ~ 2.3
泥　鳅	2.76	猪肉（瘦）	2.99
鳝　鱼	1.9	牛肉（瘦）	3.71
盐水鸭	6.91	牛肉干	7.26
鸭　肝	3.5	羊　肝	3.45
鸡蛋黄	3.79	羊肉（瘦）	3.22

🌳 宜补碘

碘有"智力元素"之称,它在人体内的含量为身体重量的两百万分之一,尽管含量极低,却是人体各个系统特别是神经系统发育不可缺少的。碘主要存在于甲状腺中,甲状腺中的碘占机体内碘总量的70%~80%;一部分碘存在于骨骼肌中,其碘含量在体内占第二位;还有少部分碘以无机碘和有机碘的形式存在于血浆中。

碘是甲状腺素的主要成分,它在智力发育、蛋白质合成、组织分化及能量代谢等方面都起着非常重要的作用。人体内具有足够的碘元素,才能保证正常的甲状腺功能。甲状腺素对人体的生长起着很重要的作用。碘在人体内每天都在进行代谢,在停止碘摄入的情况下,体内储备的碘仅够维持2个月。由于人体的碘完全依赖自然环境的供应,所以必须每天摄入。

若碘缺乏人体皮肤就会失去的光泽和弹性,机体也将突显出来一系列问题。碘广泛存在于大自然中,尤其是海带、海参、紫菜、蛤、蚶、海蜇等海产品中含量丰富。因此,生活在沿海地区的人们,一般较少缺碘。对于缺碘的人来说,不妨多食用以下含碘丰富的食物(表7)。

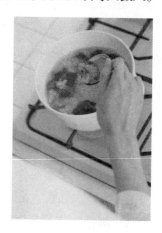

表 7　含碘的主要食物

单位：毫克/100 克

名　　称	含锌量	名　　称	含锌量
干海带	24	干　贝	0.12
干紫菜	1.8	海参（干）	0.6
鲜鲐鱼	0.014	海蜇（干）	0.132
鲜黄花鱼	0.012	龙虾（干）	0.06
蚶（干）	0.24		

宜补硒

硒是重金属的解毒剂，能与铅、镉、汞等重金属结合，使这些有毒的重金属不被肠道吸收而排出体外。硒能有选择性地抑制癌细胞的生成，而不损害正常细胞。更重要的是硒有延缓衰老的作用，它能与机体内许多酶相结合，防止自由基形成，从而保护生物膜的稳定，使其不受氧化损害。所以硒常作为保健抗衰老药剂中的重要成分。硒有保护视器官功能的健全，改善和提高视力的作用，可使眼睛明亮有神，使头发富有光泽和弹性。

含硒丰富的食物主要有芝麻和小麦胚芽，再就是啤酒酵母，蛋类中含量也不少；其他如动物的肝和肾及海产品中的小虾、大红虾、龙虾、沙丁鱼和金枪鱼等含量也可观；大蒜、蘑菇、芦笋等含硒也较丰富。植物性食物的硒含量决定于当地水土中的硒含量。例如，我国高硒地区所产粮食的硒含量高达 4 ~ 8 毫克 /1000 克，而低硒地区的粮食是 0.006 毫克 /1000 克，两者相差 1000 倍（表 8）。

表 8　含硒的主要食物

单位：微克 /1000 克

名　　称	含铁量	名　　称	含铁量
瘦牛肉	2.8	菠　菜	2.9
小　米	5.1	鸡　血	25.0
瘦猪肉	3.0	鸡　蛋	2.3

补充蛋白质排毒养颜

在人的生命中，从生长发育到受损组织的修复，从新陈代谢到酶活性、免疫机制及激素的构成，从保持人的生命力到延缓衰老、延年益寿……都离不开蛋白质。生命的基础单位是细胞，而一个细胞的成分是：水占 85%，蛋白质占 10%，其他成分合在一起不到 5%。由此，我们说"生命现象某种程度上就是蛋白质的表现"也不为过。如果把蛋白质分子比喻为一长串珍珠项链，氨基酸就是一粒粒珍珠，多个氨基酸连接成长度不一的项链，就构成不同的蛋白质。食物中的蛋白质在消化道内分解成氨基酸后，经小肠吸收进入血液循环至身体各组织，作为合成新的蛋白质的原料。人体中的蛋白质约由 20 种氨基酸组成，其中有一部分氨基酸在人体内不能自主合成，必须从其他途径获得。

通常，成人每天需要摄入 30 ~ 45 克蛋白质，以保证身体正常运转。不夸张地说，蛋白质是我们生活中的第一营养素，但需要补之得法。像鸡、鸭等家禽的蛋，通常蛋白质含量较高，但许多人喜欢吃蛋黄，不喜欢吃主要含蛋白质的蛋白（蛋清），这不是好习惯。家禽的蛋只有在充分煮熟后才能更好地被消化吸收。油炸食品脆香可口，倘若是蛋白质类的油炸食品则不适宜过多摄入，因为高温不仅会使蛋白质变性，还会产生对健康不利的亚硝酸盐类物质。使用盐腌制或加防腐剂的蛋白质类食品（如腌肉、腊肠等）虽味道可口，但均是有致癌性的。

不少人对食品中的蛋白质含量还缺乏清晰的认识，例如粳米，透明度高的粳米通常蛋白质含量要高于不太透明的。不同蛋白质的质量按医学标准有一定差别，人们应适当摄取不同类型的蛋白质。一般而言，动物蛋白质要优于植物蛋白质。如果从经济的角度出发，也可适当考虑采用一些天然的蛋白质保健食品，如豆类中的红小豆、白芸豆、青仁乌豆、黄仁乌豆等。

爱心提示

多吃蛋白质容易使人发胖吗？其实这种担心是多余的。一个长得结实的人与一个肥胖者最大的差别是前者蛋白质多而脂肪少。一般说来，蛋白质不容易转变为脂肪。当然，我们也不提倡过量摄入蛋白质，否则会加重肝、肾的负担，造成亚健康。通常而言，有失血、贫血、骨折、疲劳、感冒、胃溃疡、烧烫伤、高血压、糖尿病、胃下垂、胃肠疾病的人特别需要补充含必需氨基酸的蛋白质。

人体排毒不能忘记纤维素

纤维素被称为人类"第七大营养素"。纤维素是自然界中广泛存在的一种长链碳水化合物，它进入人体后一般不被消化和吸收，而是通过刺激肠壁，增加肠蠕动，吸收水分，保持肠道润滑；有的还作为肠道菌群的调节剂发挥作用。纤维素来源于天然食物，它可针对饮食不规律、膳食平衡失调等导致的便秘、肠道功能不佳、肥胖、皮肤问题等现代日益突出的健康问题发挥独特功效。

适量补充纤维素不仅可以促进肠道的蠕动，刺激肠壁吸收水分，保持肠道润滑，消除便秘，预防各类肠道疾病，而且还可以吸附人体内过量脂肪，缩短营养素在体内的滞留时间，阻断人体对它们的过量吸收，防止人体由于吸收了大量的脂肪等食物却排便不畅而产生肥胖。

目前市场上出售的保健性纤维素商品，能够改变肠内菌群正常的构成和代谢，并使粪便保持一定的水分和体积，同时也能刺激肠道黏膜，加快粪便的排泄，起到排除毒素、润肠通便、改善便秘的作用，同时具有瘦身减肥、改善营养结构以及消除色斑和口臭的作用。

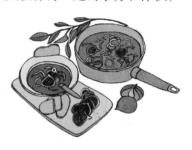

饮水有助于健康养颜

人的相貌是天生的，天生丽质令人羡慕。但又有"清水出芙蓉"之说，因为人生活在自然界中，受到阳光、灰尘、干燥空气、细菌等因素的刺激和侵袭，因此，需要注重饮水排毒。而且科学饮水是最省钱的排毒美容秘诀。

对于一般人来说，水分在皮肤内的生理作用不亚于油脂对皮肤的保护作用，体内有充足的水分，才能使皮肤丰腴、

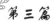

柔软，富有弹性和光泽。不同年龄、不同性别的人，体内的含水量虽不同，但一般约占人体体重的 70%。人体缺水首先会使皮肤变得干燥、无弹性，产生皱纹，面色也会显得苍老。因此，为了美容和健康，提倡多喝水。

喝淡盐水能清肠、美容

据说影视圈有许多明星之所以能保持动人的身材曲线，其秘诀之一就是每天早晨起床后的第一件事是喝淡盐水清肠。因为人体中最容易堆积毒素的地方莫过于肠道。具体做法是：清晨刷牙之后，喝一杯温热的淡盐开水。如果开始的时候不适应，少喝一些也可以，以后可逐渐增加，同时要注意自己小便的颜色。如果小便呈淡淡的黄色，说明喝盐开水的量正好，不必再增加喝水量；如果小便颜色明显发黄或黄棕色，则须增加饮水量。但需要注意：患有心血管疾病、高血压病的人，应保持人体盐分进出量的平衡。

饮水排毒美容的秘诀

最好在早晨起床后喝一杯水，这样不仅可清洁胃肠，对肾也有利；饭前和饭后半小时以及睡前不宜多喝水，以免导致胃液稀释、夜间多尿，并可诱发眼睑水肿和眼袋。每日喝 6～8 杯水，对美容是有益的。

专家介绍，不同的水还有其不同的美容功效。女性养肤美容以饮用凉开水效果最佳，因为沸水经自然冷却至20 ～ 25℃时，溶解在水中的气体会较煮沸前减少1/2，水的内聚力增大，分子间隙趋于紧密，表面张力增强，此时与人体细胞内的水分子结构非常接近，具有很高的生物亲和力，容易渗透到皮肤组织内部，有利于补充皮肤中水分的不足。

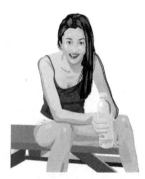

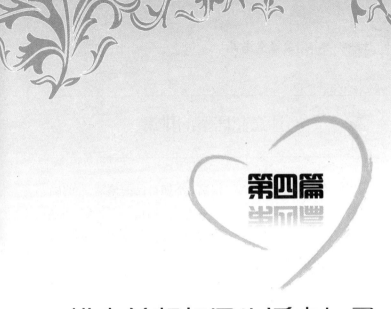

第四篇

排毒养颜起居生活宜与忌

注意起居室的排毒

民间有句俗语："金窝、银窝，不如自己的草窝。"的确，家是最温馨、最惬意的地方。据粗略估计，一个人一生中有1/3~2/3的时间是在自己的居室中度过的。但你是否知道，一个现代家庭中存在多少污染？据科学家长期研究与测试表明，居室是全球污染最严重的场所。医学环境专家调查后认为，大约有68%的病症是由于室内空气污染所引起的。

首先，人体本身就是一个重要污染源。人为了维持自身功能的正常运转，会自动吸收有益物质，排出有害物质。据研究，人体的代谢产物中约有1000多种物质，其中随着呼吸气体排出的有400多种，随汗液排出的有150余种。这些物质中，许多为有害物质。正常情况下，成人每小时呼出25升二氧化碳，因此一个人如果一天在室内居住10小时，则一天排出的二氧化碳有250多升。如果室内通风不够，则室内二氧化碳浓度可比室外高5倍左右。除二氧化碳外，由肺排出的物质中另有20多种有毒物质。此外，人在咳嗽、打喷嚏时都会造成室内空气污染，尤其是当一个人患有呼吸道传染病时，病原菌很容易通过呼吸而排入居室空气中。再加上居室内在环境的污染，如果不注意排毒，那么人体生病也是必然的。为此应做到以下几点。

 樟木家具别放在卧室

　　樟木木质坚韧，气味芳香，制成衣橱贮藏衣物等，可防蛀、防霉和杀菌，但若把它长期放在卧室里，则对身体健康不利。

　　樟木除了含有樟脑外，还含有烷烃类、酚类、烯类和樟醚等有机成分，它们对人体均有不同程度的毒副作用。当它制成家具后，摆放在不通风的卧室里，其散发出的芳香气味，可通过呼吸道、消化道黏膜、皮肤等途径进入体内，导致慢性中毒，引发头晕、浑身无力、腿软、食欲减退、咽干口渴、喉咙发痒、咳嗽、失眠多梦等。此外，樟脑还有活血化瘀、抗早孕的作用，孕妇若长期与樟木家具接触，较易流产；婴幼儿若长期受到樟木气味的刺激，亦会出现不良反应。因此，家中若有樟木家具，切忌放在不通风的卧室里。

居室空气宜常净化

　　（1）每天定时开窗，保持室内空气新鲜。以早、中、晚三次各通风 20 分钟为宜。实验证明，室内每通风一次，可除去室内空气中 60% 的有害气体。

　　（2）选择适合的室内空气净化器，经常进行室内空气

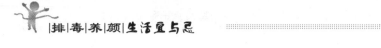

净化和消毒。在流行性感冒高发时期，可以用醋来净化空气。

（3）保持合适的室内温度，避免室内外温差过大。按照国家标准，室温控制在 16 ~ 24℃为宜。

（4）在室内放置一些花草。花草除有欣赏价值外，还可保持室内湿度及净化空气。科学实验证明，许多花草对有害物质有吸收、转化作用，如兰花，对排在首位的有害物质甲醛就有显著的吸收、净化作用。

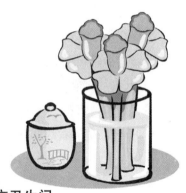

🌳 排毒别忘卫生间

卫生间是很多细菌"喜爱"的场所。人们方便后首先会按马桶的冲水按钮，这是第一次细菌传播；然后打开水龙头洗手，手接触到洗手盆的水龙头又是一次传播；即使认真地洗完手后，在关水的过程中，原本洗干净的手又接触到了水龙头；当人终于关上门觉得万事大吉了时，病菌却可能会留在门把手上。日积月累，冲水按钮和门把手上往往会沾有大肠杆菌和梨形虫，而洗脸盆、水龙头等处随时都会沾有肠道或呼吸道细菌。另外，一些乳头瘤病毒、疣病毒、金黄色葡萄球菌等对皮肤有伤害的微生物也可能附在冲水按钮、门把手上，如果皮肤上有一些肉眼看不到的破损，就容易引起皮炎、湿疹等皮肤病。因此，在卫生间里，应该使用合格的洗手液将手清洁干净；要定期保持香皂盒子的干净；卫生间的冲水按钮、门把手最好也要每天消毒一次；同时建议安装和使用踩踏式或感应式的水龙头，尽量避免直接接触把手和按钮。

客厅、卧室、厨房要常排毒

客厅、卧室是家居的核心部位，也是人员活动最频繁的区域，其污染物以致病微生物、人体排出物和室内装饰材料挥发的有害气体为主。特点是污染程度白天轻，傍晚及夜间重。晚上一家人聚集在客厅中，人员密度相对较大，更需要一个洁净健康的环境，这时应该使用既能消毒杀菌、又有保健功能的产品清洁室内空气，为家人创造一份清爽与温馨的氛围。厨房污染物以燃具产生的废气为主，平时要注意关闭厨房门。有些家庭将厨房做成开放式或与餐厅合为一体，这是不科学的。因为我国烹饪习惯极少用电而主要使用天然气，使厨房空气污染严重，如不隔离势必成为室内空气的重要污染源；其次，无论是使用灶具还是燃气热水器时均须开启抽烟排气装置。

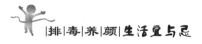

🌳 新居室排毒别忘"三步走"

新家装修完工后可千万别急着入住，要先让其彻底排排毒。为此应做到以下几点。

（1）开窗通风：装修刚结束后，房内的空气污染肯定超标几倍、几十倍，甚至上百倍。所以初期的 1～2 周，最好的办法就是开窗通风，尽快将室内主要污染物排放到室外。夏天由于湿度较大，空气流通较慢，通风时间要长些。另外，为了加速室内外空气交流，还可以用电扇吹。

（2）植物排毒：经过第一步整治后，室内污染已经由几十倍，甚至上百倍的超标变成几倍或者几乎不超标。此时，污染物散发已经进入缓慢的释放过程，无论再怎么通风，也是不可能完全去除的。这时就要准备打"持久战"。首先是摆放花卉植物类，比如吊兰、仙人球等绿色植物，这类植物都具有一定的吸味作用，可以消除空气中的有害物质；其次是购买一些除味剂，这些除味剂可以擦在或放在家具上面，有化学类、生物类、光学类等，多少还是有一定效果的。但是，需要注意，产品是否有毒副作用、是否会对家具等造成伤害、使用是否方便等。当然还要继续通风、换气。

（3）活性炭净化：新家入住后，在利用通风和植物方法排毒时，亦可以使用活性炭吸味剂来继续吸味。工业上活性炭主要有针剂活性炭、黄金提取活性炭、试剂活性炭等。

作为家庭使用只要多买些炭包摆放，就足够了。

但是，室内的有害气体是一个缓慢的释放过程，即使有再好的空气净化产品，人在封闭的室内时间过长，也易导致一些病症。消费者在选择上述产品的同时，还是要时常注意开窗通风，平时多注意锻炼身体，这才是健康之本。

爱心提示

受到室内毒素污染的 12 种表现：

（1）每天清晨起床时，感到憋闷、恶心，甚至头晕目眩。

（2）家里人经常容易患感冒。

（3）虽然不吸烟，也很少接触吸烟环境，但是经常感到嗓子不舒服，有异物感，呼吸不畅。

（4）住新居后，家里小孩常咳嗽、打喷嚏，免疫力下降。

（5）家人出现皮肤过敏等毛病，且是群发性的。

（6）家人共有一种疾病，而且离开这个环境后，症状就有明显变化和好转。

（7）新婚夫妇长时间不怀孕，查不出原因。

（8）孕妇在正常怀孕情况下发现胎儿畸形。

（9）新搬家或新装修后，室内植物不易成活，叶子容易发黄、枯萎，特别是一些生命力最强的植物也难以正常生长。

（10）新搬家后，家养的宠物猫、狗或者热带鱼莫名其妙地死掉，而且邻居家也是这样。

（11）在新建或新装修的办公室上班感觉喉咙痛，呼吸道发干，时间长了头晕，容易疲劳，下班离开办公室以后就没有问题了，而且同楼其他工作人员也有这种感觉。

（12）新装修的家庭和写字楼的房间或者新买的家具有刺眼、刺鼻等刺激性异味，而且超过一年仍然气味不散。

生活作息与排毒养颜

生活起居与疾病的发生、发展及愈后有着十分密切的关系。起居调摄主要指对日常生活中的各个方面进行科学安排及采取一系列健身措施，以达到祛病强身、益寿延年的目的。起居调摄所包含的内容很多，衣食住行、站立坐卧、苦乐劳逸等养生措施都属起居调摄范畴。起居养生是要寓健康长寿于日常生活起居之中，在生活起居中探索防病治病的真谛，通过自然的方法来达到防病治病、排毒的目的，同时能够提高其他保健方法的养生效果。

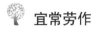 宜常劳作

好逸恶劳是一种不良的生活方式，不利于人体对体内毒素的排除。中医学认为"饥、饱、劳、逸"四者能致病。随着生活的安定和富裕，人们的饮食起居比过去有很大改善，吃讲营养，住讲舒适，行即坐车，膏粱厚味，安逸少动等，常导致"安逸性疾病"的发生。也就是说具有"安逸性疾病"的人，大多"饱食终日，无所事事，百无聊赖，起居无常，不是发懒贪睡，就是闲坐不动"。民间谚语所说："坐了等瞌睡，睡了等病来"。所以，要想保持身体健康，预防过早衰老，前提则在于勤勉、多劳动，重要的是要克服意志消沉、不求上进的消极情绪。应根据自身条件，不断学习，每日安排一些家务和体育锻炼，促进身体健康。

忌超负荷工作

超负荷工作易使人产生"心毒"之害。随着市场经济的发展，竞争愈来愈激烈，现代人的工作节奏日趋紧张，精神上容易产生巨大压力，身体上出现超负荷状态，这些对健康是非常不利的。如果不注意休息和调节，中枢神经系统持续处于紧张状态会引起心理过激反应，久而久之可导致交感神经兴奋增强，内分泌功能紊乱，产生各种身心疾病。因此，人们要注意缓解心理上的紧张状态，做到劳逸结合，张弛有度，合理安排工作、学习和生活，坚持体育锻炼。

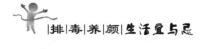

睡眠要充足

充足的睡眠是美丽的前提。也就是说睡眠对一个人的肌肤和美容至关重要，可以说任何化妆品和饮食都比不上睡眠对肌肤的保健作用。医学研究表明，人的表皮细胞的新陈代谢最活跃的时间是从晚上10点时至清晨2时，而熬夜是最能毁容的。因为彻夜不眠将影响细胞再生的速度，导致肌肤老化，这种可怕的后果会直接反应在脸庞上。因此要想保持自己脸部皮肤好，务必要有充足的睡眠。

宜常叩牙切齿

叩牙切齿是通过上下牙齿有节律地相对叩击运动锻炼，以防治口腔疾病、美容保健的一种方法。本方法不受条件限制，较易推广应用，在我国已有悠久的历史。唐代医学家孙思邈说："清晨一盘粥，夜饭莫教足。撞动景阳钟，叩齿三十六"。有节奏地叩击上下牙齿，一般先叩两侧白牙40次左右，然后再叩门牙30～40次，每日3次。叩齿时，要求精神放松，口唇轻闭。一般认为叩齿不仅能促进局部气血运行通畅，而且也能作用于局部经络，以坚固牙齿、延缓牙齿脱落等，不仅可以养生，而且可起到美容的效果。

宜早晚浴面

此法见于孙思邈所著《摄养枕中方》。浴面就是按摩面部，中医认为此法能激发阳气。方法为两手搓热后，用手掌擦面部十数次；或用双手轻擦或拍打面部，每次 1 ~ 2 分钟，每日 2 ~ 3 次。因经络系统中足三阳经都起于头面部，擦面可疏通经络，并有面部美容作用。还有一种方法，每天清晨，将双手搓热，以中指沿鼻部两侧自下而上，带动其他手指，搽到额部向两侧分开，经两颊而下，像洗脸一样，搽 10 余次，能使面色红润，少生皱纹，防止面部神经麻痹，同时具有消除疲劳、振奋精神的作用。此法有助于改善面部，尤其是耳鼻的末梢血液循环。

宜常咽唾液

咽唾排毒美颜法是指用各种方式，使口腔多生唾液并咽入腹中的一种保健方法。唾液又名"玉液""琼浆"，为人身之宝。养生家认为，吞回唾液对人体有极大的好处。咽唾液能洁口固齿，滋阴降火，补肾精，益五脏，延年益寿。此法在中国古代称为"咽津"，津指口中的津液。口中津液具有健脾胃、助消化之功用。咽下的口水，能灌溉五脏六腑，润泽肢节毛发，起到健身美容的作用。咽唾保健法简单易学，方法多样，选择其中之一即可。练功时，或站、或坐、或卧均可，具体介绍如下。

（1）站姿练法：平心静气，缓缓吐气 3 次，再将舌伸出齿外唇内，上下搅动，慢慢地自会有津液涌出。当津液满口时，在口中鼓漱 5 ~ 6 次，再用意念分 3 次把唾液徐徐送入丹田。每次练功 3 ~ 4 次，每次生津 3 次。由于练津能化精，练精能化气，练气能化神，只要坚持不懈，定能收到精盈、气足、神全的效果，自然也能达到祛病健身的目的，同时也能治口苦、口干、口腻、咽痛、消化不良、食欲不振等症。

（2）坐姿练法：坐姿闭目冥心，舌尖轻舔上腭，调和气息，舌端唾液频生，当此津液满口后，分次咽下，咽时要汩汩有声，直送丹田。如此长期坚持，五脏邪火不生，气血流畅，百脉调匀。具体方法为：舌在口内舔摩内侧齿龈，由左至右，由上至下为序，做九圈。然后，以同一顺序舌舔摩外侧齿龈九圈。养生家认为此法具有健脾胃、轻身、祛病、排毒的功效。

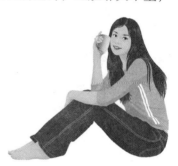

 # 男女性爱是身体的"美容师"

红尘有爱，岁月如歌，美好的"性福"生活，是"爱的生命信息"，也是对于生活的一种独特享受，它不但能使人健康长寿，也是人类自身美丽的源泉。现代医学证明，女性的一生中如果有一次完整的孕育过程，就能增加10年的免疫能力。同时，性爱的保健作用关键在于它是一种身心的参与，也是一种情调的营造，从而导致新陈代谢加快，性激素分泌增多。由此，女性的皮肤就会变得更加细嫩白皙，头发柔软光亮。

 贴心提示

在最新的医学研究中，科研人员们发现接吻不仅能加速心跳和血液的循环，而且当舌头和嘴唇相黏时，胰腺会分泌出更多的胰岛素，肾上腺可分泌出更多的肾上腺素，使得全身的各个器官处于快乐的状态，而抑郁的心绪也随之解脱出来，有利于肌肤焕发青春和活力，延缓皱纹的生成。接吻产生的摩擦还有利于牙齿的坚固，又可增进血液循环、促进减肥。

巧妙洗脸也可排毒养颜

（1）凉开水洗脸法：凉开水具有非凡的美容作用——因为它密度小、洁净，其生理活性不仅不会对肌肤造成伤害，而且很容易被皮肤吸收，以保持皮肤的水分。如果坚持用凉开水洗脸，过一段时间后，皮肤就会显得柔嫩、细腻、润泽并富有弹性。

（2）温水冷水交替法：每天早上洗脸时，首先用温水和着洁面霜或洗面奶轻轻按摩面部，因为温水能洗掉脸部的油腻污垢，同时又能起到活血作用；然后，用冷水浸洗。坚持一个月，就能使脸部变得白皙光滑。其原理和桑拿浴相同：能刺激促进皮肤的新陈代谢，使肌肤自然收缩，保持原有的弹性，不松弛。在洗脸的过程中如果用双手撩水轻轻拍打面部，使平时疏于活动的鼻子、眼皮的皮肤得到刺激，效果会更好。趁水分未干时，用手轻轻拍脸颊、前额、太阳穴等部位，使水分被肌肤充分吸收，皮肤就会更加光亮细嫩。

（3）脸部热敷法：就是把毛巾浸在热水里，然后拧干热敷在脸部，如此反复3次后，用面霜、鲜牛奶再加少许温水拌匀，涂在脸上，并用手轻轻按摩几下，每日1～2次，长期坚持，可使面部柔美光滑靓丽起来。

不同肤质洁面品的选用

面部排毒需要注意：不同的肤质需要选用不同的洁面品。长时间过度疲劳，容易使皮肤处于半休息状态，排毒能力减弱，血液循环变慢，皮肤中的血红蛋白变少，使肤色看起来苍白晦暗。同时，肌肤的抵抗能力减弱，变得脆弱而敏感，不能经受任何化学成分的刺激。这时脸上的死皮就像一道紧闭的门，把氧气、水分和营养物质挡在了外面，使之不能到达新生的皮肤。所以选好洁面品是恢复面部疲劳、对面部进行排毒的第一要诀。

通常情况下，去角质的功能产品可以去除皮肤表面死去的细胞，促使新生细胞生长，快速发挥作用。它对于任何皮肤类型都可以使用。用了去角质类洗面奶就可以让一般人的皮肤如婴儿般柔嫩。除此之外，不同的肤质的人该如何保养呢？

 ## 中性皮肤

中性皮肤是一种比较理想的皮肤，表面光滑细腻，既不干燥，也不油腻，汗腺、皮脂腺排泄通畅，对外界风吹日晒等刺激有一定的耐受性。洗脸洁面要点：首先使用适合中性皮肤的洁面品；不要用干毛巾对皮肤进行揉搓，以免让皮肤失去水分。

油性皮肤

油性皮肤的鼻部周围皮脂腺非常发达，且常常处于活跃状态。为了容纳分泌出来的大量油脂，这个区域的毛孔显得尤为粗大。此处的皮脂腺出油量通常受遗传和激素的影响。这样的皮肤清洁起来比较难，但如果方式方法正确，也可让皮肤不再油光发亮，且处于不缺水的状态。

洗脸洁面要点：首先，可以涂上鸡蛋清拔掉黑头，当然，之后可以拍一些有收敛作用的化妆水；不要用热水，而用温水洗脸，以免刺激毛孔，让油脂分泌更旺盛；轻柔洗脸，以免洗去皮脂后，导致分泌更多的油脂；洗脸的次数不要太频繁，但应定期去角质及进行深层清洁，并用控油且比较清爽的水状乳液进行补水。

干性皮肤

干性皮肤通常表现为易起皮屑。随着秋天气候越来越干燥，皮肤不仅易发干，而且易痒，成为敏感性肌肤。所以干性皮肤的护肤原则是补水。

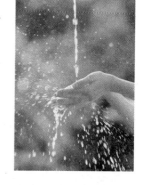

洗脸洁面要点：干性皮肤较为脆弱，不要用粗糙的毛巾进行清洁；选择洁面用品时一定要慎重，要用无刺激，含维生素 C、维生素 A 多的植物系列；洁面后 1 ~ 2 分钟要用补水效果好的化妆水进行保湿。

混合性皮肤

对于混合性皮肤，如果不知道哪部分干性，哪部分油性的，护理起来就比较困难。因为皮脂腺发达和缺水是混合性皮肤的共同特点。因此，混合性皮肤最关键的是查明干性和油性皮肤所在之处，均衡油脂分泌和对干性肤质部分进行补水保湿。

洗脸洁面要点：干燥部位轻轻按摩，并用棉片擦净；油性部位用皂性洁面品清洁；洁面后在两颊部位用保湿乳液，忌用纸巾擦去油性部位多余的乳液。

🌳 过敏性皮肤

干燥最易引起的皮肤病症就是过敏。因此，有皮肤过敏的人在干燥的季节要十分慎重，洗脸不当可能刺激皮肤，使之成为斑点之源而布满瑕疵。

洗脸洁面要点：采用 pH 值为 5.5 的敏感肌肤洁面乳，会让皮肤光洁；洗脸时不可用劲擦拭，应用手轻轻拂面；建议用含芦荟的保湿洁面品，以便及时补水；洗完脸后，用毛巾轻轻擦拭，并涂上保湿乳液。

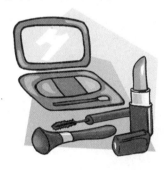

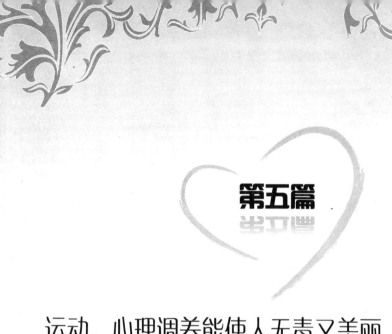

第五篇

运动、心理调养能使人无毒又美丽

运动是最好的"美容剂"

运动排毒法是指通过各种不同的运动锻炼方式,加强、促进、调节脏腑气血组织功能,增强机体新陈代谢,以达到疗疾、健身、美形、驻颜的一种方法。中医学认为,人的运动既是人体所具备的本能,又可以促进人体的气血流通和脏腑间的相互作用。因此,正确和有效的运动方法不仅可以养身保健,还可以排出毒素,是保持健美的身段和健康的肌肤的重要手段。

那么,运动为什么能促进肌肤健康、排毒美容呢?因为经常参加运动可以增加皮肤的血液循环。不从事运动的人,他们的皮肤和肢体末端比腹腔的血量少得多。而运动能促使血液流到肢体四处,使皮肤得到更多的营养,增加吸入氧气和排出二氧化碳的能力。这对保养皮肤十分有益。运动不但能促使渗透在皮肤中数以百万计的细小的血管张开,从长远来说,还能逐步增加血管的质量和输送氧气的红细胞的数量,这对皮肤细胞和整个身体很有好处。运动还可赋予人以矫健的身姿,使人静则呈美形,动则呈美态。运动能使人肌肤红润、有光泽和富于弹性,使人充满生命活力。

排毒养颜宜选的运动项目

我们已经知道，运动可以帮助循环，促进新陈代谢，从而改善肌肤的状况，那么，不同的运动项目有何不同的功效呢？什么样的运动方法最能让人既排毒又健康美丽呢？

游　泳

游泳时，每一寸肌肤都被水包围着，而水的温度通常比体温低 8 ~ 10℃。当皮肤接触冷水时，毛细血管先收缩，后舒张，这时皮肤的血流量可达到平时的 4 ~ 6 倍。正是这种"血管体操"，可以改善皮肤的血液循环功能，增加皮下组织的营养供应，使皮脂腺分泌量更加旺盛，新陈代谢更快，皮肤也就更加健康。同时，游泳时水流和波浪对全身皮肤的摩擦和拍打，可起到特殊的皮肤"按摩"作用，能有效避免和减缓皮肤的松弛和老化，使皮肤变得光洁滑润，富有弹性，具有一种"流线美"。

爬楼梯

上下楼是一种全身运动，运动时下肢肌肉、骨、关节、韧带都能得到锻炼，使肌肉发达，关节灵活，同时使神经

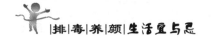
系统的反应更灵敏；还可使全身血液循环加快，改善心肺功能，促进消化吸收，改善血脂代谢，延缓动脉硬化的发生，并使心脏处于良好的功能状态。

仰卧起坐

早上起来的时候，常常会发现眼睛的种种问题好像在一夜之后全冒出来了。这是因为身体血液循环受到了阻碍，导致这部分皮肤没法得到足够的氧气来进行自我修复。而仰卧起坐可以收缩运动腹肌，连带内脏一起运动，从而促进新陈代谢，加速身体体液循环。连续做几周，黑眼圈和脸部浮肿的状况都可以得到缓解。

健步走

俗语说"竹从叶上枯，人从脚上老，天天千步走，药铺不用找"，说明人之健康始于脚。健步走也被誉为"人类最好的医药"，因为适度地健步走可以促使大脑分泌内啡肽，这是一种俗称"愉快素"的物质，能使身体

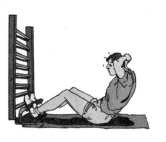

的生物钟处于动态和谐状态，从而让肌肤状况达到平衡，而"平衡"恰恰是肤色红润的前提。但健步走要达到防治疾病、排毒养生的目的，还要掌握科学要领，以"坚持、

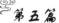

有序、适度"为原则。

（1）坚持：步行是最为简单而且方便的运动方法，不需要特殊的场地，一年四季都可以进行。比如提前两站下车，走路回家，多爬楼梯，多参加郊游等等。

（2）有序：开始时不要走得过快，逐渐增加时间，加快速度。如果最近几个月来活动很少，或有心脏病以及年龄超过 40 岁的人群，开始的时候可以只比平时稍快，走10 分钟，也可根据情况，一次走 3 分钟，多走几次。一周后，身体逐渐适应，可以先延长运动的时间，直至每天锻炼半小时，并逐渐增加步行速度。

（3）适度："三个三、一个五、一个七"。"三个三"：每天应至少步行 3 公里、30 分钟，根据个人的情况，一天的运动量可以分成 3 次进行，每次 10 分钟，这与 1 公里的效果是一样的。"一个五"：每周至少运动 5 天以上。"一个七"：步行不需要满负荷，只要达到七成就可以防病健体。

走路是最适合老年人的运动形式。快走（或走路）15 ～ 20 分钟，休息 2 分钟，再快走（或走路）15 ～ 20 分钟，运动强度以还能交谈为原则。可依体能状况，慢慢把时间延长，但最多以 1 小时以内为原则。

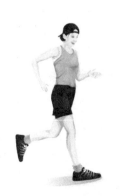

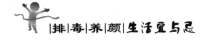

打羽毛球

颈部的皱纹是怎么产生的？很多时候，是因为久坐在电脑前或伏案看书、写作，使头处于向下看的姿势几小时不变，脖子上难免会"烙下"深深的痕迹。而像羽毛球这样的运动，让头部随着球的来往而不停转动，在这样的运动中，颈部的运动频率非常高，得到了极大的锻炼，就像是做了按摩一般。同样，常打网球也会有一样的功效。

练瑜伽

瑜伽是所有运动中排毒效果最好的。由于这时皮肤处在完全放松的状态，所以细胞生长和自我修复效率最高，细胞分裂速度要比平时快 8 倍左右。紧张的神经得到了放松，全身的体液循环加速，更有利于身体毒素的排出，而毒素的排出最有利于雀斑和痘痘的消除。同时，瑜伽还可以令皮肤内层的水分更加充足，从而缓解肌肤的干燥现象，令肌肤更加水嫩，对面部痘疮、斑点、干燥有很好的防治效果。

常练咀嚼

运动美容法最简单有效的方式首推咀嚼。试验证实：每天咀嚼口香糖 15 ~ 20 分钟，几个星期后面部皱纹开始减少，面色也更红润。练习咀嚼可使人牙齿美观清洁。咀嚼是颌骨的运动，在一定程度上可以促进颌骨发育。从小加强咀嚼的强度，将有助于牙齿发育整齐。从外观上看，咀嚼侧较丰满，废用侧较瘦瘪，从而失去了对称美。另外，咀嚼与消化关系密切。食物通过咀嚼与唾液充分混合，得到初步消化。在食团未接触胃酸以前，咀嚼引起的唾液消化作用可在胃内持续约30分钟，有利于人体对消化物的吸收，间接起到增进健康、养容养颜的作用。相反，不良的咀嚼习惯可影响面容。有的人长期养成单侧咀嚼习惯，久而久之就会出现对侧面颊部废用性萎缩。

运动排毒后的注意事项

经常参加运动的人，由于机体的新陈代谢较快，流汗较多，导致汗液中的酸性物质伤害表层肌肤，使皮肤过早老化。所以爱运动的人要针对这些特点，掌握一些护理技巧，让皮肤光洁柔嫩。

 保证水量

身体每天至少需要 8 ~ 10 杯的水量。多喝水不仅有利于排汗排毒，更有利于皮肤的呼吸畅通。运动时会大量出汗，要比平常消耗更多的水分，如果不及时补充水分，身体中就没有足够的水分来满足皮肤细胞的需要。运动后最好喝

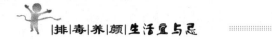

不加咖啡或果汁的纯水，运动时也可以随身带上一瓶水，随时补充水分。

运动后重养护

每次运动后要清洁面部，抹上护肤霜，再将眼角、嘴角抹上一点油脂丰富的除皱霜，而且要持之以恒，只有长期坚持，才能避免皮肤过早老化。另外，仅仅洗脸是远远不够的，必须洁肤、爽肤、再润肤。

运动后要沐浴

沐浴不仅可以洗去皮肤积存的污垢，促进血液循环，还能调节皮脂腺与汗腺的功能，使皮肤更光滑。运动时，皮脂腺分泌会更显旺盛，运动后要选择清爽的浴液或香皂沐浴，才能使毛孔畅通。

补充碱性食物

剧烈运动之后，常有皮肤失去光泽、肌肉发胀、关节酸痛等现象，这是因为体内的糖、脂肪、蛋白质在被大量分解的过程中产生乳酸等物质，这些酸性物质刺激人体组织器官，使人感到肌肉、关节酸胀。此时如果单纯食用富含酸性物质的肉、蛋、鱼等，会使体液更加酸性化，不利于疲劳的解除，而是需要食用蔬菜，以及像甘薯或柑橘、苹果之类的水果，它们可以消除体内过剩的酸，降低尿的酸度，增加尿酸的溶解度,减少酸在膀胱中形成结石的可能。

多吃些碱性的食物，如水果、蔬菜、豆制品等，能保证身体的需要，尽快缓解运动后造成的肌肤疲劳。

不良情绪能使"心毒"致病

现代医学研究表明，人的精神状态好坏与皮肤休戚相关。皮肤的色泽取决于黑色素的含量、分布以及皮下血管收缩与扩张的程度，而这些因素无不受控于人体各个系统的调节，其中就包括心理调整。也就是说心理因素在疾病发生、发展及预防等方面同样起着重要作用。

不良情绪，尤其是特别恶劣的情绪的刺激超过一定限度时，按照中医的观点就有可能在体内产生"心毒"，引起中枢神经系统功能的紊乱，主要是交感神经兴奋、儿茶酚胺释放增多、肾上腺皮质和垂体前叶激素分泌增加、胰岛素分泌减少，从而引起体内神经对所支配的器官的调节障碍，出现一系列的机体变化和功能失调及代谢的改变，包括心血管系统、呼吸系统、消化系统、内分泌系统、植物神经系统和其他方面异常现象的发生。

心血管系统

有专家提出："心血管病的发生、发展、复发、加剧

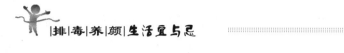
及恶化与不良情绪刺激密切相关"。

　　情绪持续紧张和精神过度疲劳是导致高血压病不可忽视的原因。在日常生活中，常有些人由于暴怒、恐惧、紧张或过于激动而引起心血管病，甚至导致死亡。有学者观察到，有的人由于一句不慎的话，甚至他们的表情和动作都可以造成另外一些人的血压波动。

呼吸系统

　　心理因素对呼吸系统的影响非常明显。当人受到较大的打击，心理失去平衡时，可引起胸闷、气急、面色苍白、头额冒汗、哮喘等表现。当换气过度时，血液中的二氧化碳成分降低，则可出现手指发麻、肌肉颤抖、头晕，甚至昏厥。

消化系统

　　心理因素对消化系统的反应相当敏感。据研究统计，消化系统功能紊乱，因情绪不良而致病者占 70% ~ 80%，具体表现为食欲减退、恶心呕吐、胃痛、慢性胃炎、消化性溃疡、结肠过敏、腹痛腹泻等。早在 20 世纪，有位名叫奥尔夫的医生就发现，几乎每 1 分钟胃的功能都能受到情绪的影响。有人曾借助仪器观察患者情绪对胃的影响。结果发现：当患者发怒时，胃黏膜就充血发红，胃的运动加强，胃酸的分泌增多；当患者忧伤悲痛时，胃黏膜变得苍白，

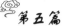

胃的运动减弱，胃液的分泌也同时减少。

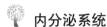 内分泌系统

强烈的刺激可导致糖尿病、甲状腺功能亢进等病的发生。以甲亢为例，有关专家告诫人们："过度紧张、长期焦虑等精神负担，是诱发'甲亢'的重要因素。"从甲亢患者就诊时的主诉可得知，升学、出国、晋级、提职等，可导致情绪波动，而工作、学习过度劳累可引起精神持续紧张，这些因素与发病有密切关等，所以说心理因素即"心毒"对内分泌系统的影响不可小视。

免疫系统

心理学家通过研究得出结论是：性格开朗、为人随和、心情乐观和对周围的人充满爱心的人，免疫能力较强，这些人患流行性感冒、咽炎、伤风和其他疾病会很快痊愈。相反，有下列行为举止和性格特征的人，如固执己见、自怨自艾、对自己和周围的人持否定态度、悲观多疑、心胸狭窄、记仇、缺乏自信、神经过敏的人免疫系统的功能较低，自身对各种疾病的抵抗力也较低。

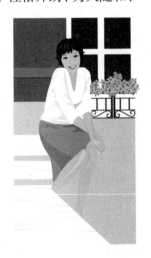

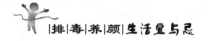

神经系统

不良心理能导致神经系统的严重失调，有的人会出现各种神经官能症，包括神经衰弱、癔病和强迫症，严重的还可引起精神错乱、行为失常。所谓反应性精神病大都是这样引起的，即由强烈、突然或持久的精神因素所引起的一种精神障碍。

这样的心理有助于排毒养颜

良好的心理状态有利于营造宽松的工作与生活环境，使自己始终保持心情舒畅的状态，以达到健康益寿养颜之目的。如果一个人的价值错位、名利熏心、心胸狭窄、目光短浅，整天过的是消沉、灰暗、呆板、枯燥的生活，所看到的社会都是阴暗和肮脏，久而久之，这种人就会丧失对生活的审美观，心里便会充满黑暗、仇恨、嫉妒和不满。这样的人，无论走到哪里，其生活氛围都不可能和谐、宽松。为此，一个健康、幸福的人应该有良好的心理素质，做到心胸豁达，淡于名利，对周围的人宽宏大度。少了危机感，少了是非，周围的生活气氛便始终会是和谐、宽松的。为此应做到以下几点。

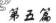

善良则颜美

有人将善良称为养颜的"营养素"。心存善良，就会以他人之乐为乐，乐于扶贫帮困，就常有欣慰之感；心存善良，就会与人为善，乐于友好相处，就常有愉悦之感；心存善良，就会光明磊落，乐于对人敞开心扉，就常有轻松之感。总之，心存善良的人，会始终保持泰然自若的心理状态，这种心理状态能把血液的流量和神经细胞的兴奋度调至最佳状态，从而提高了机体的抗病能力。

心宽则颜美

宽容是一种良好的心理品质。它不仅包含着理解和原谅，更显示着气度和胸襟、坚强和力量，有人将宽容称为养颜的"调节阀"。人在社会交往中，吃亏、被误解、受委屈的事总是不可避免的。面对这些情况，最明智的选择是学会宽容。一个不会宽容、只知苛求别人的人，其心理往往处于紧张状态，从而导致神经兴奋、血管收缩、血压升高，使心理、生理进入恶性循环。另外，学会宽容就会严于律己，宽以待人，这就等于给自己的心理安上了"调节阀"。

乐观则颜美

乐观是一种积极向上的性格和心境，有人将乐观称为养颜的"不老丹"，它可以激发人的活力和潜力去解决矛盾，逾越困难。而悲观则是一种消极颓废的性格和心境，它使人悲伤、烦恼、痛苦，在困难面前一筹莫展，影响身心健康。人生有了乐观的情绪，才会拥有精神颜面的健康和幸福的生活，否则即使家财万贯，也会身心疲惫，万事愁心，面色灰暗。

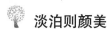

淡泊则颜美

淡泊，即恬淡寡欲，不追求名利。有人将淡泊称为养颜的"免疫增强剂"。有人说"无求便是安心法""人到无求品自高"。这说明，淡泊是一种崇高的境界和心态，是对人生追求在深层次上的定位。有了淡泊的心态，就不会在世俗中随波逐流，追逐名利；就不会对身外之物得而大喜，失而大悲；也不会对世事他人牢骚满腹，攀比嫉妒。淡泊的心态使人始终处于平和的状态，保持一颗平常心，一切有损精神安逸、身心健康的因素都将被击退。有了一颗淡泊之心，就没有过不去的桥、过不去的事。

排毒养颜宜掌握的心理调节术

保持轻松愉快的心情是养颜的最好妙招。一般来讲，如果积压太多的紧张压力，皮肤的抵抗力也相对降低，有

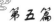

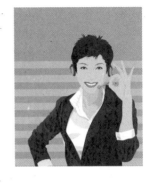

时候就可能形成过敏状态。所以，若想达到皮肤养生保健之目的，首先就得从调整心态、保持心理健康做起。一般来说有以下心理的调节方法对健康、养颜较为有效。

 ## 笑一笑，十年少

微笑不仅能够传达感情，而且能将紧张压力拒之体外，使人青春常在。据测试，开怀大笑1分钟等于运动45分钟。笑使你身心舒畅，眼睛明亮，容光焕发，令全身肌肉运动起来，而且更重要的是脑部会释放出一种化学物质，令人心旷神怡，快乐年轻。所以，不必担心笑容会使你脸上增加皱纹。而且，笑还可使人体的脸、膈、胸、腹、心、肺，甚至肝脏都能得到短暂的运动，可以减轻内脏、肌肉和关节的疼痛及不适，所以笑能疗疾。俗话说："笑一笑，十年少；愁一愁，白了头"，就是这个意思。

英国著名化学家法拉第，晚年经常头痛，加上工作紧张，用脑过度，身体很虚弱，四处求医，无济于事。后来有一位名医，详细检查了法拉第的身体，发现他整天忙于研究工作，精神处于极度紧张状态，便开了这样一个处方，上面写着英国的一个谚语："一个丑角进城,胜过一打（12个）医生"。法拉第细细品味这句话，悟出其中的奥妙，于是去看喜剧。丑角的精彩表演和幽默独白，使他笑得前俯后仰。笑过之后，精神为之一振。不久即病愈，一直活到76岁，在科学领域为人类作出了卓越的贡献。当然，有几种情况是不能大笑的：进食时大笑易使食物误入气管，发生危险；高血压、心脏病者大笑可导致心脑血管疾病急性发作；疝气者大笑会加重病情，等等。

 哭一哭，悲伤除

医学家曾做过一项科学实验。研究人员把受伤的老鼠分成两组，一组能流泪，另一组老鼠的泪腺被摘除，不让这组老鼠流泪。实验结果显示，流泪的那组老鼠，它们的伤口愈合得快，而且伤好后肤色饱满，精神面貌很好，而被摘掉泪腺的那组老鼠，不但伤口开始扩散，愈合缓慢，而且皮肤也失去弹性，变得枯萎、松弛。人和其他一些动物之所以要哭，是因为心身受到了创伤与刺激，而哭是一种宣泄与抚慰，是正常的心理表现，应该顺其自然。如果强制不哭，内心的宣泄没法排出，受伤的心灵得不到来自自身的抚慰，生理上就会产生不平衡，身体就会受到损害。医学家研究证明，现代人由于工作生活较为紧张，心理压力大，为了不失去工作，一些人心中有危机感，长期承受着工作、生活上的压力，身心积累并产生着大量的毒素。这些毒素平时很难排泄，只有在哭泣时，才能从泪水中排泄。

学会倾诉，预防"心毒"

倾诉既是一种感情排遣方式，也是一种心理自我调节方法。生活从来不会把"十全十美"赐给人们，"人人都有难唱的曲，家家都有难念的经"。当人们心头郁积着苦闷和烦恼，尤其是处于"心理梗塞"时，若能及时向亲友、同事、心理医生倾诉，便可以排淤化结，使受挫的心灵得到抚慰，感情的伤口得到愈合。学会倾诉，可以获得他人的理解和劝导，扫除心灵上的阴霾，重获心理的平衡和人生的支点，可以防止不良情绪之"毒"对人的伤害。

音乐也是排毒延寿的好方法

音乐能抒发情怀，娱悦身心，排除"心毒"对人的伤害。西汉司马迁《史记·乐书》中说音乐可"动荡血脉，流通精神而和正心也"。人体的气机不畅，往往使情志忧郁，产生身体和心理上的种种功能失调乃至器质性病变。在历史上，音乐家健康者甚多，如著名的歌剧《茶花女》的作曲者威尔第活到88岁，世界圆舞曲大师施特劳斯活到85岁，被誉为"交响乐之父"的海顿活到77岁，世界钢琴大王李斯特活到75岁。

据记载，我国宋代著名的文学家欧阳修也健康高寿。他在谈到音乐时说："予尝有幽忧之疾，退而闭居，不能治，既而学琴于友人孙道滋，受宫声数引，久则乐之愉快，不知疾在体矣。"文学泰斗托尔斯泰、喜剧大师卓别林也酷爱音乐，他们不但从音乐中获得健康，而且还从音乐中得到启迪，创作出不少脍炙人口的作品。

近年来，科学家通过各种实验证明，音乐可以调节大脑皮质，使体内一些有益于健康的激素、酶类、神经递质等分泌增多，并广泛地影响神经、血管乃至心理活动。听音乐不仅是一种美的享受，还能调节人的情绪。每当心情沮丧之时，不妨听一曲你所喜爱的歌，让它把你带入另一天地，正所谓："一曲听尽消千愁，千愁消尽享万寿"。但需要注意的是应用音乐排毒，宜选择环境清静之处，排除各种干扰，使身心沉浸于音乐之中，播放音乐时要注意音量的控制，不要太大而产生噪音。

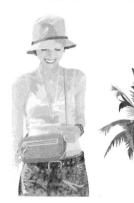

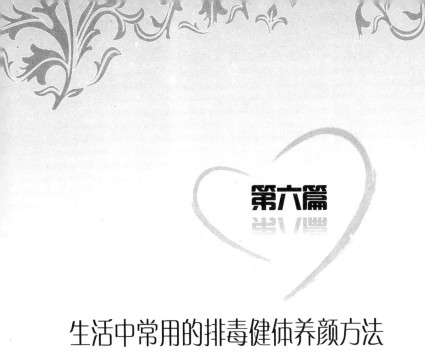

第六篇

生活中常用的排毒健体养颜方法

使用药物排毒养颜须谨慎

随着人们生活水平的提高，保健美容意识大大增强。然而，当前市场上出现的一批宣称可以排毒、美容、养颜的中成药产品，大都没有标注不良反应，许多消费者却盲目买进并长期使用。专家指出，消费者若不加辨识就买来保健美容，可能起到相反的作用，损害身体健康。近年医院在一些胃肠不适的就医人群中，发现了因长期过滥服用养颜类中成药而导致了药物性肠炎的患者。这些养颜类中药大都含有大黄等主要配方，而大黄性味苦寒，久服损伤脾胃，还可引发肾结石、膀胱结石等病症。医生提醒，不可迷信中药养颜的说法。俗话说"是药三分毒"，中药也不能像食品一样长期服用。美容养颜的最好办法是健康的心态、合理的饮食和适量的锻炼，切不可不在医生的指导下，轻信有排毒的灵丹妙药。

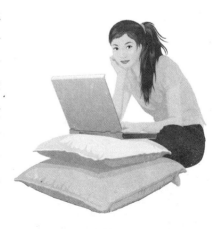

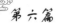

爱心提示

现在市场上以大黄和芒硝作为主要原料的排毒养颜药物，大多数人不宜长期服用。刘女士从 1998 年开始以养颜为目的服用此种药物，几个月后停用，即出现便秘症状，继续服用后症状有所缓解，而一旦停用又会出现严重的便秘症状，所以几年来一直在服用。后来因工作原因偶然了解到此药的副作用后去医院就诊，令她感到惊讶的是，医生认定排毒养颜药物中的大黄和芒硝是导致她出现严重便秘的"罪魁祸首"。事实上，发生便秘的患者使用这种药物确实可以起到排泄的作用，但长期服用往往产生依赖性，并导致继发性便秘，而且很难在短时间内治愈。专家普遍认为，大黄是一味常用中药，很多中成药均将其作为重要组成成分，但仅限于治病，若要长期使用，必须在医生的指导下进行。

人体排毒养颜按摩术

按摩，即在人体一定的穴位上，运用推、拿、揉、压、搓、扣、打、动、滚、指压等手法，来达到舒筋、健体、防治疾病、延年益寿的一种保健方法。按摩可以由他人按摩，也可以自我按摩，不受时间、环境、条件的限制。应用按摩防病、治病、健身益寿、排毒养颜，在中国有悠久的历史，几千年前就受到医家及养生家的高度重视，按摩可随时随地来做，老少皆宜。按摩方法简单，好学易记，无病可以健身，有病可以治病。学习一些按摩养生法，对人体排毒保健大有益处。

面部排毒养颜按摩法

按摩的作用是增进血液循环，给组织补充营养，增加氧气的输送，促进细胞新陈代谢；帮助皮肤排泄废物和二氧化碳，减少油脂的积累；使皮肤组织密实而富有弹性；排除积于皮下过多的水分，消除肿胀和皮肤松弛现象，有效地延缓皮肤衰老；使人得到充分休息，消除疲劳，减轻肌肉的疼痛和紧张感，令人精神焕发。

按摩前，一般应当在面部抹一些冷霜。因为冷霜不但可以促使按摩时润滑，而且还可以吸收按摩时所产生的热量。按摩时不宜过分用力，用中指和无名指按摩最为合适。按摩的动作要有节奏韵律感，速度不宜太快或太慢，最好与心脏跳动的速度大约合拍。

第一步：抚平额纹。用两手中指、无名指在前额画圈，方向是向上向外，从前额中部眉心开始，分别画至两侧太阳穴，然后用两手食指点压太阳穴。重复20次。可以预防

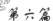

前额皱纹的出现。

第二步：分推眼眶。两手拇指按于太阳穴上，用食指第二节的内侧面分推上下眼眶。上眼眶从眉头到眉梢为一次；下眼眶从内眼角到外眼角为1次。先上后下，一圈为2次，共做20次。可以消除眼睛的疲劳，预防眼部产生皱纹，预防眼袋的出现，也有助于预防颊部皮肤松弛。

第三步：推按鼻翼。鼻部的毛孔特别大，容易长黑点。用两手中指指腹，自鼻翼两侧外展推按鼻唇沟部位，然后两手中指沿鼻梁正中上下推抹，重复20次。可以使鼻息通畅，也可预防鼻部产生黑点。

第四步：分抹唇部。两手中指沿着嘴唇边做画圈动作，然后，分别由中间向两侧嘴角轻抹。上唇由人中沟抹至嘴角，下唇由下颏中部抹至嘴角，抹至下唇外侧时，两手指略向上方轻挑。重复20次。此法可以预防嘴角产生皱纹，防止嘴角下垂。

第五步：轻拍面颊。鼓起颊部，用两手轻轻拍打两侧颊部，拍打数次至面颊皮肤微微泛红为止。可以使面颊肌肉结实，不易松弛。

第六步：轻抹颈部。抬高下颏，用两手由下向上轻抹颈部，由左至右，再由右至左。重复20次。可以防止颈部皱纹产生，防止因肌肉下垂而产生的双下颏。

以上是适合家庭使用的面部保健按摩操，每日早晚按摩一次，也可在闲暇时间按摩。按摩时，手法要轻柔、节

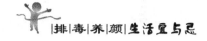

奏要和缓，不要用力摩擦。只要持之以恒，一定能保持皮肤的健美。

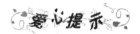

面部按摩时手法要稳定，部位要准确，有节奏感，动作灵活、轻盈、刚劲、柔和，力度要适中，快而有序。

（1）指腹和手掌长形按摩。本法适用于颈部、面部、额部等。

（2）用拇指及食指捏起面部皮肤，一捏一松之间产生节奏，力度要轻而均匀。

（3）指腹由内向外，由下向上的螺旋式或圆形按摩。此法适用于面部或额部。

（4）指腹式手指的点、拍、啄、弹、拨。此法适用于颈部、面部、下颌部位。

（5）由操作者手臂肌肉收缩形成振颤，经指间传送到被按摩部位。

腰背按摩排毒法

腰背按摩排毒法是一种简便的腰背部按摩方法，可以帮助放松背部紧张的肌肉，并对腰酸背痛、腰肌劳损、胸椎腰椎疾患等情况有不同程度的辅助治疗作用。按摩时，找高矮适中的硬床（硬板床最好，床垫较硬的床亦可），

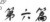

取俯卧位（面部朝下趴在床上）。操作者洗干净手后立于患者右侧，进行如下操作。

（1）捏拿肩井：以大拇指顶住肩井穴（位于肩背处，肩外侧端与脊柱连水平线的中点），其他四指轻扶于肩前，与大拇指相对用力，提拿起整个肩部肌肉，一拿一放地交替进行。注意整个手掌始终与肩部接触，用力适中，将整个肌肉尽数提起。此动作可以放松颈肩部肌肉，对缓解疲劳有很好的效果。用轻柔的力量做还可以治疗失眠的症状。

（2）按揉腰背：用手掌掌根或拳面放在患者后背脊柱两侧肌肉上（先从左侧肌肉做起，再做右侧肌肉），做轻快的、柔和的回旋运动，注意手要按住肌肉施加一定压力，不要在皮肤上摩擦。在一固定点按揉数十秒后将手向下移一手掌宽，再重复此操作，直至按揉到臀部以上。

（3）提捏夹脊：用单手或双手的拇指与食指相对，将脊柱旁边的一条形肌肉用力提起，边移边提，边提边拿。先自上而下（从颈部以下做到臀部以上），再自下而上（从臀部以上做到颈部以下）操作。上下反复操作两遍。操作中注意对称提捏，不宜用力抓拧。

（4）点按背俞：将双手拇指指端放在大椎穴左右各旁开一横指的地方，用一定的力量点按并持续数秒钟，下移1厘米左右的距离再点按，如此操作直至臀部以上。如遇到疼痛敏感的部位可以适当加长按压时间，疼痛点提示可能身体有某些不适，通过点按可以部分缓解这些不适。

（5）摩擦大椎：用手掌放在大椎穴上（患者低头时颈椎与胸椎之间最突起的脊椎下方的凹陷）反复摩擦（可左右手交替进行）20～30次。此操作可以消除颈肩部肌肉疲劳，疏风散寒，预防感冒。

（6）推按脊背：将双手掌根放在脊柱两旁，掌根朝内，指尖朝外，同时用力向外推按。从颈肩部开始，推至肩关节再回到脊柱两侧。在刚才的出发点向下一点的位置开始重复上述操作，从背部一直操作到腰部。

足底按摩排毒法

早在《黄帝内经》中就论述了足部保健排毒的理论原则。千百年前，我们的祖先就使用足部按摩的方法来达到治病和保健的目的。足部按摩排毒是中医学的重要组成部分。此法是通过按摩足底部相应的有关穴位，施加压力使它影响全身，调节身体各器官的功能，以达到防治疾病、排毒保健的目的。民谚有："若想人不老，天天按摩脚"。之所以如此，是因为足部与全身脏腑经络关系密切，承担身体全部重量，故有人称足是人类的"第二心脏"。有人观察到足与整体的关系类似于胎儿平卧在足掌面，头部向着足跟，臀部朝着足趾，脏腑即分布在跖面中部。根据以上原理和规律，刺激足穴可以调整人体全身功能，治疗脏腑病变。人体解剖学也表明脚上的血管和神经多，许多神经末梢与头、手、身体内部各组织器官有着特殊的联系。

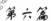

所以，单纯对足部加以手法按摩，就能起到排毒疗疾的目的。按摩方法分为两种，排毒保健法和疾病治疗法。

（1）保健按摩法：晚上，热水浴脚后，用左手握住左脚趾，用右手心搓左脚心，来回搓100次，然后再换右脚搓之。

（2）疾病治疗法。

1）手法：足部按摩的常用手法之一叫做单食扣拳法，用食指的关节部刺激有关部位。它主要用于脚底部，因为按照足部反射区分布，很多内脏反射区全在脚底，力度要比较大，才能起到有效的刺激作用。脚内侧、脚面是骨膜，所以要柔和地刺激，不能用力太大，否则容易把骨膜伤着。

2）找准反身区：按摩双足治疗疾病和保健有五个必须选择的反射区：第一个反射区就是腹腔神经丛，第二个反射区是脾脏，第三个反射区是肾脏，第四个反射区是输尿管，第五个反射区是膀胱。这五个反射区是在按摩的开始或结束时，都必须加强的五个反射区。

需要指出的有两点：一是进行足部按摩时，要因人而异，手法灵活运用，按压反射区位时，要进行适度持续性的刺激，有压痛感最好，应以反射区内压痛最敏感部位为重点。当体内器官发生病变时，双足相应的反射区会有针刺感。二是进行足部按摩时应保持室内清静、整洁、通风，按摩前用温水洗净足部，全身放松。按摩每个穴位和病理反射区前，应测定一下针刺样的反射痛点，以便有的放矢。按摩结束后30分钟内患者应饮一杯温开水,这样有利于气血的运行,从而达到良好的按摩效果。

 点足三里穴排毒法

足三里穴在外膝眼下3寸,距胫骨前嵴1横指,胫骨前肌上。取穴时,由外膝眼向下量4横指,在腓骨与胫骨之间,由胫骨旁开1横指,该处即是。点穴方法如下。

(1)端坐凳上,四指并拢,按放在小腿外侧,将拇指指端按放在足三里穴处,做按掐活动,一掐一松,连做36次。两侧交替进行。

(2)端坐凳上,四指屈曲,按放在小腿外侧,将拇指指端按放在足三里穴处,做点按活动,一按一松,连做36次。两侧交替进行。

(3)正身端坐,小腿略向前伸,使腿与凳保持约120°,将食指按放在足三里穴上,移放中指在上面加压,两指一并用力,按揉足三里穴,连做1分钟。两侧交替进行。

(4)正身端坐,小腿略向前伸,使腿与凳保持约120°,将拇指指端按放足三里穴处,力集中于指端,尽力按压,然后推拨该处筋肉,连做7次。两侧交替进行。

(5)正身端坐,一腿前伸,两手张掌,搓擦腿部,自上而下,搓擦至遍,两腿各搓擦1遍。

传统艾疗术与人体排毒养颜

艾灸，乃中国最古老的医术之一。艾灸养生有六大功效：温肌散寒，疏风解表；温经通络，活血逐瘀；温中和里，强脏壮腑；温阳补虚，回阳固脱；行气活血，消积化瘀；平衡阴阳，保健防病。

现代研究也认为，艾燃烧的生成物——甲醇提取物，有清除自由基的作用，并且比未燃烧的艾的甲醇提取物作用更强。施灸的局部皮肤中过氧化脂质显著减少，此作用是艾的燃烧生成物所致。艾燃烧生成物中的抗氧化物质，附着在穴位处皮肤上，通过灸热渗透进入体内而起作用。

现代研究认为，艾在燃烧时产生的辐射能谱是红外线，且近红外线占主要成分。近红外线可激励人体穴位内生物分子的氢键，产生受激相干谐振吸收效应，通过神经－体液系统传递人体细胞所需的能量。艾灸时的红外辐射可为机体细胞的代谢活动、免疫功能提供所必需的能量，能给缺乏能量的病态细胞提供活化能。而艾灸施于穴位，其近红外辐射具有较高的穿透能力，可通过经络系统，更好地将能量送至病灶而起作用。由于艾灸具有这些方面的作用，可以说它是当今美容的新宠儿，用艾灸进行美容、祛斑也

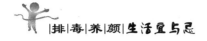

成为一种非常热门的方法。

爱心提示

　　艾灸疗法是以中医经络学说为基础，《灵枢·经脉篇》
说："夫十二经脉者，人之所以生，病之所以成，人之所
以治，病之所以起"，说明了人的生长与健康，致病与治病，
皆与经络有着不可分割的关系。而艾灸美容就是通过艾灸
经穴来调整经络气血，对人体一定的穴位进行适量的刺
激，激发经络气血的运行，借以协调脏腑，濡养面部皮肤，
达到美颜润泽的目的。

🌳 艾灸神阙穴（肚脐）

　　肚脐是人体中唯一可以用手触摸，用眼睛可以看到的
穴位，医学上称为神阙穴。神阙穴是胎儿生前从母体获取
营养的通道，在胚胎发育过程中与腹壁直接相连。药物易
于通过神阙部位，进入细胞间质迅速布于血液中，而且它
内联十二经脉、五脏六腑、四肢百骸、五宫、皮肉筋，因
而历来被医家视为治病要穴。那么艾灸神阙穴到底有什么
作用呢？中医认为艾灸作用于人体的"黄金点"神阙穴（肚
脐），它的疗效可直接渗透到经脉，起到调理脏腑、扶正祛邪、
提高人体免疫力、促进机体代谢功能、调节身体内分泌等
作用，所以可起到养颜的功效。中医认为艾灸神阙穴最适

宜于睡眠不好、过度疲劳、肥胖、手脚冰凉、内分泌失调、便秘、胀气、需要美颜细腰塑身的人群。

 艾灸足三里

　　古今大量的针灸临床实践都证实，足三里是一个能防治多种疾病、强身健体、排毒养颜的重要穴位。它具有调理脾胃、补中益气、通经活络、疏风化湿、扶正祛邪之功能。针灸学家也十分推崇"足三里穴"的养生保健和临床治疗作用，认为足三里不仅具有延年益寿的作用；还能够治疗腹痛、腹胀、食欲不振、痛经、痹症、耳鸣等多种疾病。现代医学也研究证实，艾灸刺激足三里穴，可使胃肠蠕动有力而规律，并能提高多种消化酶的活力，增进食欲，帮助消化。艾灸足三里穴能治疗消化系统的常见病，如胃、十二指肠球部溃疡、急性胃炎、胃下垂等，解除急性胃痛的效果尤其明显。

排毒刮痧：美丽可以刮出来

　　十几年前的一部电影《刮痧》让很多人了解到背部刮痧这种古老的中医疗法，刮痧一时间在民间火了起来。所谓"痧"，是人体内部疾患在肌肤上的一种毒性反映。刮痧是利用专用的刮痧板，沿特定的经络穴位，配合不同的手法刺激肌肤，促使其血脉通畅。面部刮痧与背部刮痧手法类似，只要把刮痧的部位移到脸上，就可以进行以排毒、美容、润肤为主要目的的面部刮痧。

面部刮痧的步骤：先是进行正常的洁面按摩，然后在面部涂抹有润滑作用的刮痧油；之后，用小小的牛角刮痧板以鼻梁为中线，沿经络走向，以轻柔的手法分别向左右两侧刮拭，从上到下、由内向外，先刮前额部，再刮两颊，最后刮下颌部，整个过程大约10分钟。刮完后，将面部的刮痧油清洁干净，再涂抹一些护肤产品就可以了。

做过面部刮痧后，整个脸上有温热的感觉。一般一个疗程后就能看出效果，但要使皮肤状况有明显的改善，需要根据个人情况做一两个疗程，才能改善暗疮、色斑、皱纹、黑眼圈等皮肤问题。那么面部刮痧究竟能不能起到美容、润肤的效果呢？专家认为，刮痧的主要原理是沿着经络的走向用刮的手法来疏通经络。从这一点说，面部刮痧能起到促进面部微循环、行气活血的作用，基本符合中医学原理。那么面部刮痧排毒美容要注意什么？

面部刮痧的重点在于对好经络穴位，以及补泻手法的掌握。面部有六条经络通过，穴位密布，没有经过中医培训的人很难掌握这些穴位。手法太重了，面部会出现和背部刮痧一样的痧点，甚至破损，影响美容；手法太轻了，则起不到应有的效果，这些都是做面部刮痧要注意的。还有，由于每个人的身体状况不一样，有的人需要用补法，而有些人不受补，这些都决定着面部刮痧用什么样的手法。另外，以刮痧板的材质来说，塑料、木质、牛角这些都不是很重要，但用完之后的消毒非常重要，否则一旦皮肤破损，会引起交叉感染等不良情况。所以面部排毒刮痧需要有一定资质的临床针灸美容师进行操作。

发汗疗法宜于外感排毒

　　发汗又称解表法，是中医常用的排毒祛疾治法之一。它是通过开泄腠理，促进发汗，使表证之毒随汗出而解的治法。发汗疗法常用于治疗感冒、发热、头痛、水肿、风湿等病症，通过发汗能促进血液循环，加速新陈代谢，激发自愈力，减轻症状，早日恢复健康。

　　临床上患者出现发热，体温高于37.5℃时，可以用各种手段来降温，但通过皮肤发汗是一种快捷、有效的方法。需要注意的是发汗排毒宜注意以下事项：进行任何一种发汗排毒疗法时，都应先喝一杯300毫升的温开水，并准备好一杯淡盐水（食用盐3克稀释于300毫升温开水中），排汗后饮用，以防流汗过多导致虚脱（若有高血压病或肾病、水肿患者，不可以喝淡盐水，只能喝温开水）。发汗最重

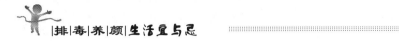

要的一关，就是不能回汗。发汗后绝对不能立即到通风处或寒凉处，要用干毛巾将汗擦干，待无汗后再出门。倘若回汗，不仅治不好病，反而会加重病情。

 爱心提示

平时皮肤散热占总散热量的90%，其物理学机制有四种：辐射、对流、传导和蒸发。当外界温度低于体温时，辐射、对流、传导散热效果较为明显；当外界温度等于或超过皮肤温度时，辐射、对流和传导等散热方式停止作用，此时蒸发成了唯一的散热形式。由于水的比热大，汗水变成水蒸气时需要大量热量，蒸发1毫升汗液可带走585卡的热量，从而使皮肤冷却降温。所以临床上高热的患者一般身上无汗，一经发汗后，体温可迅速降低。

通便排毒益于健康与美容

唐代医药家孙思邈在其《千金要方》中记述道："便难之人，其面多晦。"历代医学家也有"想长寿、肠须清"之说，此话有一定的科学道理。有些人因肠中食物积滞而容易生毒，很多肠胃疾病甚至癌肿都由此而发。保持肠中

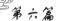

常清的办法如下。

 饮水跑步通便法

中老年人最好每周做 1 次出汗运动，如跑步、体操等。可在每天早晨起床后，先饮一杯白开水，再去跑步。每天慢跑 30 分钟，有利于中老年人防治便秘，治疗疾病，强身健体。

 按摩排泄通便法

按摩是防治中老年人便秘的有效方法之一。中老年人要坚持每晚用热水洗脚，因为脚是体内毒素的最大沉积处。洗脚之后，自我按摩足心。也可每天睡觉前自我按摩腹部，可达到防治便秘之目的。

 饮食调养通便法

常吃富含纤维素的食物，如粗杂粮、薯类、芝麻、蔬菜及水果等，能清肠通便。它们在肠道内吸收水分和毒素，促进通便。常吃（饮）如黑木耳、猪血、海藻类（对放射性物质有特殊亲和力）、绿茶、绿豆汤等，亦利于排毒。

 服用药物通便法

饮服大黄，可"荡涤肠胃，推陈出新，通利水谷，调中化食，安和五脏"，其下泻作用足以消除肠道内的有毒物质。但对中老年人的顽固性便秘，要在医生的指导下服药治疗。

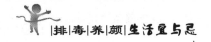

爱心提示

中医藏象学说认为：肺主皮毛，主宣发肃降，与大肠相表里。宣发，意即宣布、布散，肃降有下降之意；相表里即通过经络肺与大肠密切相连，两者功能相互影响。通常肺能将人体吸收的津液和水谷精微物质布散到全身，外达于皮毛，令皮肤看上去滋润、有光泽。大肠的功能是传化排泄糟粕，与肺的肃降功能紧密相关。肺气的肃降有助于大肠传导功能的正常发挥。一旦肺的宣发肃降功能受影响，则会影响皮毛的润泽和大肠的传化糟粕功能。反过来，大肠传化排泄出现问题，也会影响肺的宣发肃降。因此，肺气的宣发肃降及大肠传化正常与否，直接影响皮肤的健康。临床上我们观察到许多面部痤疮（有时波及胸背部）的患者，往往伴有便秘的毛病。通过中药清泻肺热，通降腑气，或宣肺润肺，滋阴润肠，不仅帮助其排出了体内毒素，皮肤上的痤疮也随之消失。

断食排毒疗法有益于人体健康

断食疗法有两种，其一是非常严格的断食法，即完全断食法。在正式断食阶段，只喝水或茶水，其他一切食物都禁止食用，有的甚至连饮水都加以限制。其二是改良断食疗法，其要求没有正规断食疗法严洛，也就是说，此法在正式断食阶段，可以食用一定量的饮食。那么断食疗法为什么能得到一部分人的认同呢？

事实上，断食排毒的方法源远流长，不但在中国，在欧美也盛行。佛教、道教有"闭关""闭谷"的说法，伊斯兰教有"斋月"，这些其实就是一种断食排毒法。神奇的大自然创造了万物，很多动物也有冬眠，这其实也是一种断食排毒。而断食真正的意义是在灵修锻炼上，瑜伽论中断食的梵文名称为UPAVASA，其意为保持最亲近至上意识的状态，亦即将个体心灵融入至上意识之波流中。因为断食的时候不需要用太多能量来消化食物，大脑会变得极度清晰，如果以适当的灵修方法引导这些能量，将可提升他们的心智到最高的意识境界。断食除了灵修的目的外，也是最古老的自然疗法之一，可用来控制心智和食欲。

爱心提示

专家认为，虽然有的人在断食后，会出现体重减轻的现象，便秘症状得到改善，血脂也降低很多，达到了所谓"排毒减肥"的目的，但此方法仅适用于肠胃饱滞者。虽然断食排毒法已被许多人所接受，但有营养学者提醒，短时期的断食虽然可以清理肠胃，而从营养学角度来说，

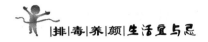

断食会使营养摄取不均衡，而且身体的维生素和矿物质会随断食期间的排便快速排走，造成身体虚弱、手脚发软等现象，影响正常生命活动。长时间不进食，体内会缺乏能量和蛋白质，除皮下脂肪和骨骼肌逐渐消耗外，甚至连心、肾、胃肠道等器官也可能会有不同程度的萎缩。此外，各种内分泌腺也会有不同程度的萎缩和功能低下，长此以往内分泌系统会有失调的可能。所以，断食排毒法必须在专业医务人员的指导下才能进行，不可轻易尝试。

自制红糖面膜排毒养颜法

红糖面膜真正是女性保养之道的法宝。当女性的生理周期来临的时候，嘴角边浮出的痘痘绝对不仅仅是表面现象，眼睛的浮肿也会有深刻的内涵。因为生理周期不仅会左右你的情绪，更会让你的肌肤随"期"而变。精心为自己选择一款面膜，能够减少由于生理期的变化而给肌肤带来的麻烦。所以只要搞定了面膜，也就搞定了肌肤的"性情"。

 ### 红糖牛奶面膜美容法

红糖30克，鲜牛奶（奶粉）适量。将红糖用热水融化，

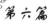
加入鲜牛奶或者是奶粉后充分搅拌，以敷在面部不流淌为度，30分钟以后用清水洗净。使用方法为每天1次，连续3个月左右。可使导致皮肤黑暗的黑色素减轻。

 红糖红茶面膜美容法

配料为红糖、红茶。将红茶和红糖各2汤匙，加水煲煎。以面粉打基底调匀敷面，15分钟后用湿毛巾擦净脸部，每月涂敷1次，1个月后使容颜滋润白皙。此方之所以对排毒养颜有效，是因为茶叶所含的营养成分甚多。经常饮茶的人，皮肤显得滋润好看。

 # 自制蜂蜜面膜排毒美容法

用蜂蜜做面膜，有很好的美容效果。常用的蜂蜜面膜有：

 蜂蜜鸡蛋面膜

鸡蛋1个，取蛋清放碗中搅动至起泡，然后加入蜂蜜20克调匀。洗浴后将其均匀涂抹在面部和手上，使其自然风干，30分钟后用清水洗净，每周2次。此面膜能润肤除皱，驻颜美容，有营养增白皮肤的功效。

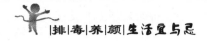

蜂蜜柠檬面膜

取蜂蜜 10 克隔水加热至 60℃，加入柠檬汁 10 毫升调匀。洗脸后均匀涂于面部，20 ~ 30 分钟后洗去，每日 1 次。此面膜可促使皮肤白嫩。

蜂蜜橄榄油面膜

取蜂蜜 100 克和橄榄油 50 克混合，加热 40℃，搅拌，使之充分混合均匀。用时将此混合物涂到纱布上，覆盖于面部，20 分钟后揭去洗净，每周 2 ~ 3 次。此面膜能防止皮肤衰老，消除皱纹、润肤祛斑，皮肤干燥者尤为适宜。

蜂蜜葡萄汁面膜

取蜂蜜 20 克加入葡萄汁 20 克，加搅拌边加入淀粉 10 克，搅匀。洗脸后敷于面部，10 分钟后用清水洗去。此面膜适合油性皮肤使用，常用可使皮肤滑润、柔嫩。

蜂蜜牛奶面膜

取蜂蜜 10 克，鲜牛奶 10 毫升，蛋黄 1 个搅拌均匀，调制成膏状，洗脸后涂于面部，20 分钟后洗去，每日 1 次。此面膜能营养皮肤，防止脸面皱纹，促使皮肤白嫩。

蜂蜜玫瑰面膜

取蜂蜜 60 克，玫瑰汁 10 毫升，燕麦粉 30 克混合调匀。洗脸后敷于脸上，30 分钟后洗去，早晚各 1 次。此面膜适用于治疗面部黑斑。

面部直接涂抹蜂蜜排毒美容法

用蜂蜜直接涂抹面部有很好的美容效果。1998年日本《读卖新闻》家庭版上曾发表一篇专访，介绍女作家平林英子青春永驻，根本不像80岁的高龄老人，脸上没有一丝皱纹。当时记者问她用哪类美容抗皱剂，她回答说："自己从来没用过美容霜、珍珠霜、抗皱剂之类的化妆品。我只不过每天早晨拿纱布蘸些蜂蜜汁擦脸，几十年如一日，一直坚持不断。"现代研究表明，用蜂蜜涂抹于皮肤外表，蜂蜜中的葡萄糖、果糖、蛋白质、氨基酸、维生素、矿物质等直接作用于表皮和真皮，为细胞提供养分，促使它们分裂、生长。常用蜂蜜涂抹的皮肤，其细胞排列紧密整齐且富有弹性，还可以有效地减少或除去皱纹。通常涂抹的方法是：将蜂蜜加2～3倍水稀释后，每日涂敷面部，并适当地进行按摩；也可以用纱布浸渍蜂蜜后，轻轻地擦脸，擦到脸部有微热感为止，然后用清水洗净。

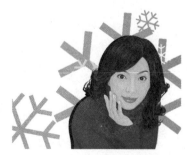

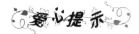

蜂蜜美容小验方

（1）蜂蜜 10 克，粳米饭团。先用粳米饭在脸上擦一遍，再用清水洗净，然后将蜂蜜均匀涂于脸上，20 分钟后洗去，每 3 日进行 1 次。此方能增白去皱，嫩肤。

（2）蜂蜜、西红柿各 200 克。将西红柿洗净捣烂榨汁，把汁兑入蜂蜜中调匀，洗脸后均匀涂于面部，每 2 日 1 次。此方可使皮肤强健，润滑，细嫩，增白，光泽。

（3）蜂蜜 1 匙，鲜牛奶 2 匙。将两者混合均匀，涂抹在皮肤上，可防止皮肤老化。

（4）蜂蜜 50 克，干红葡萄酒 15 毫升。将两者混合均匀，每日早、晚洗脸后涂脸、手。此方能润肤养肤，除皱美容，养颜悦色。

（5）蜂蜜 20 克，醋 20 毫升。将两者混合加温开水冲服，每日 2 ~ 3 次。此方有养颜嫩肤作用，适用于皮肤粗糙者。

（6）蜂蜜、酸奶各 1 份，面粉适量。将其混匀制成面膏，敷面及颈部，待自然干透后，再用湿毛巾轻擦洗净。此方能使皮肤清洁细腻，减少皱纹。

（7）蜂蜜 20 克，蜂粮 20 克。将两者混合均匀，每日早晚涂于面部，此方能祛皱，增强皮肤弹性。

（8）蜂蜜 50 克，青浮萍 150 克。将青浮萍去杂质，

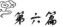

洗净晒干研成极细末，加入蜂蜜调成软膏，每晚睡前涂面，次日清晨用温水洗去。此方适用于雀斑、粉刺。

（9）取适量鲜姜片放入杯中，用210～300毫升开水浸泡5～10分钟后加入适量蜂蜜搅匀，当水饮用，能消除老年斑。

（10）蜂蜜45克，大白菜叶2片。将大白菜叶压碎，拌以蜂蜜搅和均匀，然后用纱布过滤绞汁，每日早晚用脱脂棉蘸汁轻轻涂在面上，再按摩数分钟，然后用温水洗去。能除粉刺。

（11）蜂蜜200克，枇杷叶500克。将枇杷叶加水8000毫升，煎煮3小时，过滤去渣，继续加热使成稠膏，加入蜂蜜和匀，煎熬收膏即可。每次服15克，每日2次，温开水送服。此方适用于粉刺患者。

（12）蜂蜜、桑椹各300克。将桑椹挤汁，用纱布滤于陶瓷器皿中，文火熬成膏，加入蜂蜜调匀，每日服1次，每次1～2汤匙，开水调服。此方能乌发养颜，适用于头发早白者。

（13）蜂蜜1汤匙，牛奶半杯。将其混合均匀，洗发后用该混合液在头上摩擦，过15分钟后洗净，能使头发油黑发亮。

食盐外用排毒美容小妙方

现在越来越多的人开始崇尚回归自然的"食盐美容"法。一般人经过1周左右的食盐美容，就能使面部呈现鲜嫩、透明的靓丽之感。如把这种美容方法应用到全身，可以促进全身皮肤的新陈代谢，防治某些皮肤病。

具体操作步骤为：洗脸后，把一小勺细盐放在手掌心加水3～5滴，再用手指仔细将盐和水搅拌均匀，然后沾着盐水从额部自上而下地搽抹，边搽边做环形按摩。几分钟后，待脸上盐水干透呈白粉状时，用水将脸洗净，然后涂一层营养液。一般每天早晚各做1次。如要用于全身皮肤，可在洗浴后以适量细盐加温水搽抹全身并按摩，待盐水干后，再用温水反复冲洗直至干净为止。需要注意的是皮肤敏感者及眼周皮肤慎用。

茶花籽油——天然的排毒护肤佳品

在众多的植物油中，只有两种油被称为不干性油，一种是橄榄油，另一种是山茶油，其中又以山茶油最好，既能保湿，亦最难氧化。茶花籽油含天然护肤成分，有酸酯甘油、茶皂醇、蛋白素、维生素，可促进皮肤内层细胞再生，防止水分流失及滋养皮脂细胞。另外，由于人类的皮脂所含的酸酯成分，竟有 70% 左右和茶花籽油相同，因此，茶花籽油是肌肤最容易吸收的天然性化妆品。由于这些独特的成分，使用时轻轻推抹，就能迅速渗入皮脂及毛囊，提供多种营养，具有防止黑发成灰白的功能，同时它还能皂化清除皮肤污垢，抑制色斑的形成，淡化、溶化色斑、黑斑。茶花籽油除了深入皮脂内层外，它又能在表皮上形成一层很薄的保护膜，保住皮肤内的水分，防护紫外线与空气污染对肌肤的损伤。皮肤因而不再干枯、瘙痒，使皱纹的形成减缓、消除、肌肤柔软白皙。难怪古人要称茶花籽油为"神仙油"。那么该如何用茶花籽油护肤美容呢？

面部护肤

早上化妆前先涂上爽肤水，待皮肤吸收后，抹上 2 ~ 3 滴茶花籽油稍做按摩，再涂上防晒作用的粉底即可，或涂上面霜再打粉底也可。晚上涂上爽肤水后，再搽上和珍珠粉调和好的茶花籽油（一勺珍珠粉配二滴油），不用再涂任何东西也无须冲洗，还可用于涂颈部防止颈纹出现。

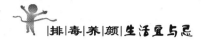

 去除细纹

在眼睑、眼角、嘴角等地方会有细纹出现，一般系由皮肤干燥所致，又称为干纹。消除的关键在保湿，方法就是在这些易生皱纹的部位和长斑点的地方抹上茶花籽油，稍做按摩，一段时间后定有惊喜发现。

 制作面膜

用一小瓶茶花籽油加珍珠粉混合调成糊状，晚上临睡前洁肤后，涂上爽肤水，待皮肤吸收后，将和珍珠粉混合好的油抹到脸上当作面膜，无须冲洗。两个星期后，你就会看见自己一张又白又滑的脸。每天晚上都用，效果出奇的好，皮肤变得白嫩，皱纹也减少了。

茶花籽油还有其他的护肤作用，比如用来涂手，直接用茶花籽油涂手或用和珍珠粉调好的茶花籽油涂手，你的手会变得细嫩光滑，连指甲都晶莹透亮的，像涂了指甲油一样。直接在燥裂的口唇上涂上茶花籽油，稍做按摩吸收，连用几天，唇裂就会消失。

 # 不可忽视猪油排毒养颜术

很难确定猪油是从何时开始退出我们的日常饮食生活

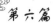

的，估计退出的理由包括：猪油中的饱和脂肪酸偏高，会增加体内胆固醇，从而导致血管硬化，直接引发高血压病、心脏病和脑血管系统疾病，等等。事实上，仅仅是医生的这些枯燥说教，并不足以把猪油逐出千家万户的厨房。猪油失宠的关键在于：第一，生活富裕；第二，花生油、粟米油、色拉油以及橄榄油在内的多种替代品的源源不绝地登场。很显然，不吃猪油除因健康观念之故外，还有实质的物质基础。但猪油也并非一无是处，起码有一点是肯定的，猪油具有美容的作用。我国女性自古以来使用的美容膏大多由猪油配成。譬如《时尚杂志》上刊有"古法猪油美容术"一则，操作过程如下：将新鲜猪油涂抹在洗净的脸上，然后用水蒸气熏蒸；若没有蒸汽美容机，可用一个大碗倒入沸水，用浴巾将头带碗一起蒙住，让碗中的热气直扑脸部，熏蒸 5 ～ 10 分钟后揭下浴巾。

玫瑰花的排毒美容功效与用法

在我国汉代即有玫瑰种植的历史，但其入药很晚，真正入药大约在清代。《本草纲目拾遗》载玫瑰"和血行血，理气，治风痹、噤口痢、乳痈、肿毒初起、肝胃气痛"。人们多取其"理气解郁、和血散瘀"的作用治疗慢性胃炎、肝炎、跌打损伤、月经不调、乳痈等，近年来也有用于治疗抑郁症。实际上玫瑰花的作用不仅如此，它的多种卓著的美容功效也渐成女性新宠。民间也已早有"玫瑰花和糖冲服，甘美可口，色泽悦目"的经验。此外，将玫瑰花浸入头油中，能乌发亮发，治疗头屑过多，并防止头发早白。在面霜中加入玫瑰花，可使颜面红润、细腻、亮泽。现介绍几则玫瑰民间排毒美容验方。

（1）服用红颜玫瑰花茶。将大枣4枚，玫瑰花3朵，枸杞20克洗净，放入杯中，加入开水300毫升，浸泡5分钟即可饮用。可根据口味调入冰糖或蜂蜜，代茶随意饮用。具有使人肌肤细腻、水嫩、红润的功效。

（2）服用菊花玫瑰茶。将玫瑰花6朵，白菊花6朵，茯苓10克，白芷6克，莲子5个，大枣3个放入沙锅中，加水500毫升。先用大火煮开，再用小火煮15分钟。去渣取汁，饮时加入几滴蜂蜜，以使味道更甜美，具有去斑、补水、润颜的功效。

中药排毒美容外用方法

中药排毒美容养颜，是所有美容方法中最古老的方法之一。它靠的是本身的药性和药味使人体功能产生变化，标本兼治，达到健康美容的境界。中药外用美容的主要剂型有粉剂、液（水）剂、软膏剂、糊剂、面膜等。本书列出古今医学著作中的多种美容颜秘方。

 中药粉剂

粉剂是将各种不同的药物研成粉末制成的。在制备时要除净药物中的杂质泥土，干燥，研成极细粉末，过筛后密闭贮存于干燥处。一般可作洗面药扑于面部和手部，然后轻轻按摩，也可用作粉底。粉剂美容品除少数对干性皮肤不太适合外，一般可用于各种皮肤类型和不同体质的人，应用范围较广泛。

处方举例：宫白散。取白丁香、白僵蚕、白牵牛、白蒺藜、白及各90克，白芷60克，白附子、白茯苓各15克，皂角450克，绿豆少许。皂角去皮，与其他药共为细末，和匀。常用于洗面。此方具有润泽肌肤，去垢腻，止痒的作用。

中药溶液

中药溶液指将药物煎煮后的药液，或用开水将药粉冲烊冷却后的药液。此外，将新鲜的植物中草药捣汁，或以酒、醋等制作的制剂亦可归于此类。除酒剂、醋剂外多为现制作，不宜长期存放。溶液有清洁、止痒、退肿、收敛、清热解毒等作用。如用冬桑叶适量煎浓，冬月早晨掺入水内洗面，有祛风润肤，令面光滑如镜，面亦不冻的功效，被称作"洗

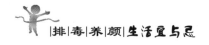

面光彩方"。

溶液用于治皮肤病有外洗和湿敷两种用法。外洗的主要目的是清洁病损部位；湿敷有消炎、退肿、收敛的作用，可用于接触性皮炎、湿疹等渗出较多者。湿敷的具体应用分开放式和封闭式。此外，溶液还可作洗浴用。

处方举例：三花除皱液。春取桃花，夏摘荷花，秋采芙蓉花，阴干，不拘多少，冬以雪水煎汤，频洗面部。此方具有活血散瘀、润肤除皱的作用。

中药软膏

软膏是一种常用的外用中药美容剂型，既常用于保健美容，也常用于医疗美容。用于保健美容具有滋润皮肤、增白除皱等功效。用以治疗面部疾病，有保护皮损、消炎、止痒、去斑、灭瘢除疣等作用。

处方举例：

（1）润肤去斑膏。取乌梢蛇60克，猪脂适量。将乌梢蛇烧灰存性为末，以猪脂调膏，贮瓶备用。每晚临睡前薄涂面部，次晨温水洗去。具有祛风通络、滋润皮肤、治疗面部黑斑等作用。

（2）丹参红颜方。取丹参、羊脂各适量。两药切碎，同煎，至丹参中心变白为止，滤去渣，候冷备用。搽面。此方具有灭瘢、润肤、红颜的作用。

（3）杏仁膏。取杏仁20克，雄黄、白瓜子、白芷各20克，零陵香15克，白蜡90克，麻油200毫升。杏仁开水烫去皮、尖。上药（除白蜡、麻油外）并入乳钵中研细。先将药末及麻油放入锅中，文火煎至油稠成膏状时，再加入白蜡，继续加热搅匀，盛瓷器中即成。涂搓面部后，扑美容粉。此方具有祛风解毒、润肤白面的作用，可治局部黑斑。

中药糊剂

将药物加工捣研成细末，再用除油脂外的液体物作赋型剂，制成泥糊状之半固体状剂型。美容糊剂多用水、酒、醋等液体或人乳、唾液、胆汁等动物的体液及生药汁等液体，可任取一种或

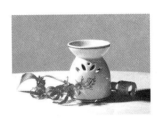

数种同用，将药粉调成泥糊状而成。除了酒、醋调制的糊剂，其他种类的糊剂一次制备不宜过多，并应贮于阴凉处。一般可先制成粉剂，临用时调成糊剂，特别是以乳类调制者。

处方举例：令颜色光泽方。取白附子、白芷、蜜陀僧、胡粉各15克。上捣为末，以羊乳汁和之，夜卧涂面，旦以温浆水洗。可以令面颜光泽。需要说明的是胡粉又称水粉、宫粉，内含有毒成分，不宜长期用于面部。另，温浆水即温热的米泔水。

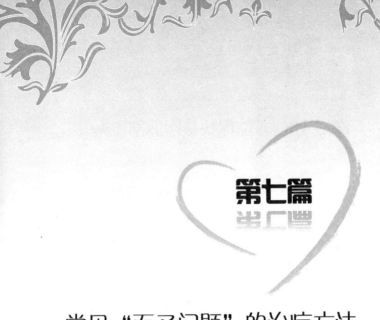

第七篇

常见"面子问题"的治疗方法

如何才能尽快祛除面部雀斑

雀斑，是脸部较小的黄褐色或褐色的色素沉着斑点，为常染色体显形遗传，尤以夏季重，病变的发展与日晒有关。雀斑多见于女性，往往 6 ～ 7 岁以后开始出现，到青春期最为明显。到夏季的时候，日晒皮损加重，冬季减轻。皮损为淡黄色、黄褐色或褐色斑点，呈圆形、卵圆形或不规则形。主要在脸部，尤其是双眼到两颊凸出的部位。

果酸换肤祛斑

果酸换肤祛斑所选用的果酸是从水果中提取的自然酸。一般低于 10％ 的低浓度果酸配方有滋润的作用，可使皮肤细致富弹性；高于 20％ 的果酸则使肌肤外层老化细胞容易脱落，同时促进真皮层内胶原纤维、黏多蛋白的增生，能达到祛斑的效果。需要说明的是果酸换肤祛斑可以祛除位于皮肤表皮浅层的斑点，但对位于皮肤表皮深层（基底层）或真皮层的色素斑点则无能为力。此外，利用果酸换肤祛斑的要求极高，首先要严格无菌操作；其次在采用高浓度果酸时，在面部停留的时间也要严格监控，否则会起到适得其反的效果；再者，利用果酸换肤祛斑不可避免地要伤及皮肤角质层，使皮肤抵御外界侵害的功能降低，同时也令肌肤水分过度丧失，极易出现老化。

激光美容祛斑

激光美容运用的是激光爆破效应，通过其发出的三种激光，有效地穿透表皮，到达真皮的色素团。色素团在吸收了激光后便能迅速淡化、消失。由于这三种激光均能在几十秒之内，以高能量到达色素团，所以色素颗粒（包括黑色素、文身、文眉墨水等）就可以在瞬间被吸收，并迅速膨胀、破裂，变成极小的碎片，这些小碎片被体内的吞噬细胞清除后，便可以达到除斑、洗眉、去文身的效果。整个过程中，表皮只会受到很轻微的影响，不会留下明显的痕迹。

爱心提示

不少祛斑药物号称"一两天极短的时间内使皮肤迅速变白、变嫩"，而一旦停用，皮肤立即变得更黑，色素反弹，皱纹加深。其实，这类祛斑产品往往添加了超标的铅、汞等对人体皮肤、神经系统有毒的物质，铅、汞等重金属离子能作用于黑色素生成过程中的酪氨酸酶，使其失活，从而阻止了色斑的形成，减少黑色素，让皮肤变白。但这一作用是短暂的，最终造成的后果是酪氨酸酶还是无限制地催化黑色素的生成，使皮肤变黑，色素反弹，甚至出现重金属中毒斑。

面部长了蝴蝶斑该怎么办

黄褐斑俗称"蝴蝶斑"，孕妇或已生育的女性长蝴蝶斑，是由于怀孕时，体内黄体酮和雌激素增加，导致局部色素沉着，或者是由于垂体分泌较多的促黑激素引起的，一般在分娩后半年左右就自然消退。而20岁左右的姑娘长蝴蝶斑，同样是与内分泌有关。垂体、卵巢等内分泌器官均有可能影响色素代谢，如果有子宫、卵巢功能失调或疾患，就可能引起较多的黑色素沉淀。此外，患上肝炎的姑娘，面部也会显得灰暗或有斑块。当治好这些疾患后，脸上的褐斑便会逐渐消失。也有些女子长蝴蝶斑是因为过多地接触日光，或缺乏维生素，未必是有什么疾病。

如果是身体问题引起的蝴蝶斑，就必须在医师的指导下，通过内服一些调节内分泌紊乱的药物，或外涂药物来解决。

青春期粉刺的自我疗法

粉刺又称"青春痘",是青春期常见的生理现象,一般以男孩较多见。粉刺一般不影响身体健康,但由于反复发作和感染,可使面部变得凹凸不平,影响面容的美观,使青少年产生沉重的心理负担。粉刺是由于青春期儿童内分泌暂时失调,雄激素(主要是睾酮)分泌相对较多引起的。雄激素一方面可使皮脂腺扩大,皮脂腺分泌脂质的量大大增加;另一方面又使毛囊壁加速角化,形成大量的皮肤脱屑堆积在毛囊口,使毛囊口变得狭窄,这又加重了脂质的分泌不畅,从而形成一个又一个的粉刺。

补锌治粉刺

我们已经知道锌是健美的皮肤不可缺少的重要因素。锌对成纤维细胞的增生和胶原纤维的合成都极为重要。据测定,银屑病、脂溢性皮炎、寻常痤疮等皮肤病患者血清中的锌都低于健康人的水平。严重粉刺痤疮的男性患者血清锌的浓度是明显偏低的,即使有的患者血清锌浓度正常,也不能说明其体内不缺锌。造成缺锌的原因可能与青少年的生长发育期对锌的需要量增加有关,也可能与锌的吸收减少或锌的丢失过多有关。在补充锌后，其临床症状一般会获得良好的改善。有人用补锌的办法治疗脸上的粉刺、痤疮和各种丘疹收到效果；有的医生给长粉刺的患者服用锌制剂，经过 3 个月后，这些患者的粉刺减少了 70%。

 粉刺食疗小妙方

（1）绿豆百合饮：绿豆、百合各 30 克，冰糖适量。上述用料加冰糖，水煮。代茶饮，每日 3 次，15 天为一疗程，常服有效。主治青春期粉刺。

（2）山楂芦根饮：生山楂、芦根各 30 克，冰糖适量。上述用料加冰糖适量，水煮代茶饮，常服有效。主治青春期粉刺。

（3）山楂芦根饮：生山楂、芦根各 30 克，冰糖适量。将上述用料加冰糖水煮。代茶饮，每日 3 次，15 天为一疗程，常服有效。主治青春期粉刺。

（4）黄豆猪肝汤：猪肝、黄豆各 50 克。洗净一同炖汤。每日 1 次。可使面部容光焕发。

（5）花生红枣汤：花生米 30 克，红枣 10 枚，同熬烂，加入冰糖适量。吃花生米、枣，喝汤，每日 1 次。长期坚持可达滋容养颜、治疗粉刺的作用。

（6）薏仁蜂蜜汤：薏仁米 250 克，蜂蜜适量。先将薏米研成细末，装瓶备用。每次饭前半小时至 1 小时内，取 10 克薏米粉煎成饮料，加蜂蜜适量服用。可使粗糙的皮肤

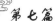

变得细腻。

面部脂褐素的祛除法

部分老年人的皮肤上，特别是脸上出现一些棕褐色的斑块，俗称"老年斑"，医学上称为脂褐素。这种色素不仅聚集在体表的细胞膜上，还侵犯体内各脏器。它聚集在血管壁上，会使血管发生纤维性病变，导致动脉硬化、高血压、心肌梗死；聚集在脑细胞上，导致记忆力减退、智力障碍、抑郁症、痴呆。鉴于此，老年人应积极采取措施，以控制和延缓寿斑的出现和发展。其主要措施为：①调整饮食中的脂肪含量，平时常吃些有益补脑的食品，如核桃、黑芝麻、桂圆、花生、蜂蜜、蜂王浆、鱼和豆制品等；宜多吃新鲜蔬菜和水果，如苹果、柑橘、桃子、黄瓜、丝瓜、西红柿等。②平时可在医生的指导下服用维生素 E 和维生素 C。常服可使寿斑缩小，颜色变淡，逐渐消失，而且，还能使皮肤变得比较白皙、滋润，皱纹逐渐减少。③服用益气养血活血、补益肝肾的中药，如人参、黄芪、当归、丹参、枸杞、刺五加等，及以这些中药为主要成分的制剂，疗效更好。④要坚持适度劳动与锻炼，尤其应勤用脑、常思考等，保持乐观的情绪，这对控制和延缓老年斑的出现

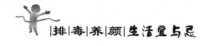

与发展都是大有裨益的。

此外，如果老年人突然在短期内长出大量的老年斑，提示体内可能隐藏着恶性肿瘤，应立即到医院进一步检查，明确诊断，及早治疗。

面部皱纹的祛除方法

大凡天性爱美的女士们最不愿意看到的，就是那恼人的小皱纹不知何时悄悄爬上自己的眼角眉梢。它确实令人大伤脑筋。这里给大家介绍一些简单易行，效果也不错的祛皱方法。

 ### 面部除皱小妙方

（1）咀嚼口香糖：每天咀嚼口香糖5～20分钟，可使面部皱纹减少，面色红润。这是因为咀嚼能运动面部肌肉，改变面部血液循环，增强面部细胞的代谢功能。

（2）米饭团祛皱：当家中香喷喷的米饭做好之后，挑些比较软的、温热又不会太烫的米饭揉成团，放在面部轻揉，把皮肤毛孔内的油脂、污物吸出，直到米饭团变得油腻污黑，然后用清水洗掉。这样可使皮肤呼吸通畅，减少皱纹。

（3）鸡骨祛皱：皮肤真皮组织的绝大部分是由具有弹

力的纤维所构成，皮肤缺少了它就失去了弹性，皱纹也就聚拢起来。鸡皮及鸡的软骨中含大量的硫酸软骨素，它是弹性纤维中最重要的成分。把吃剩的鸡骨头洗净，和鸡皮放在一起煲汤，不仅营养丰富，常喝还能消除皱纹，使肌肤细腻。

（4）猪蹄祛皱：用老母猪猪蹄数只（若找不到可用一般猪蹄），洗净后煮成膏状，晚上睡觉时涂于脸部，第二天早晨再洗干净，坚持半个月会有明显的祛皱效果。

（5）果蔬祛皱：丝瓜、香蕉、橘子、西瓜皮、西红柿、草莓等瓜果蔬菜对皮肤有最自然的滋润、祛皱效果，又可制成面膜敷面，能使脸面光洁，皱纹舒展。

（6）啤酒祛皱：啤酒酒精含量少，所含鞣酸、苦味酸有刺激食欲、帮助消化及清热的作用。啤酒中还含有大量的维生素 B、糖和蛋白质。适量饮用啤酒，可增强体质，减少面部皱纹。

（7）茶叶祛皱：茶叶含有 400 多种的化学成分，其中主要有茶、酚类、芳香化合物、碳水化合物、蛋白质、多种氨基酸、维生素、矿物质及果胶等，是天然的健美饮料，除增进健康外，还能保持皮肤光洁、延缓面部皱纹的出现及减少皱纹，还可防止多种皮肤病。但要注意不宜饮浓茶。

🌳 维生素 A 除皱小知识

维生素除皱霜的主要成分为维生素 A，用维生素霜除皱

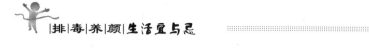
主要是基于维生素 A 的基本功用。事实上，含有各种维生素配方的擦脸霜已有 40 多年的历史。最近，科学家对各种维生素配方的擦脸霜产品进行了仔细分析并发现，采用维生素 A 配方的擦脸霜，在消除脸部皱纹方面具有明显功效。

调查结果表明，采用维生素 A 配方的擦脸霜能够刺激脸部皮肤的生长，加快其更新，同时还能增强皮肤的弹性，从而达到除皱的效果，使人看上去更年轻。研究结果还表明，其他类型的维生素擦脸霜，如以维生素 C、维生素 E、维生素 B_3 为配方的擦脸霜消除脸部皱纹的效果不如维生素 A，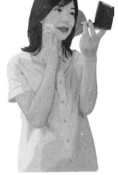不过这些擦脸霜对皮肤同样有益处。研究人员让一些人使用维生素 A 配方的擦脸霜，3 个月后其中有 50% 的人脸部的皱纹得到改善，使用 6 个月后，改善程度提高到 85%。

爱心提示

美容护肤专家提醒，皮肤容易过敏者要慎用含有维生素 A 的润肤霜。孕妇使用含有维生素 A 的润肤霜有可能导致胎儿畸形。因此，研究人员建议，孕妇在怀孕期间使用各种维生素配方的润肤霜都要慎重，特别是不要使用含有维生素 A 的润肤霜，以免带来不良后果。另外用维生素美容除皱要有耐心，因为脸部除皱是一个比较复杂和

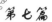

漫长的过程。脸部出现皱纹的原因很多，而根本的原因多是基因所设置的"程序"所致。维生素润肤霜的使用主要是针对改善脸部皮肤当前的物理状况。在选择维生素润肤霜时，不要以为维生素 A 含量越高越好，是否能有效消除皱纹还要看润肤霜的整体配方。一旦选中某一产品后，应在没有过敏反应的情况下使用 3 个月，然后再评价产品疗效。如果发现产品对除皱有效，可继续使用，否则，应考虑更换其他类型的维生素润肤霜。

 激光美容除皱法

在医学发展史上，人类不断创造各种除皱方法解决皱纹。除了手术除皱、肉毒素注射除皱、皮肤充填剂注射除皱外，目前还常采取的科学、无创、安全的除皱技术是激光射频联合除皱。激光除皱可深入到很多"死角"部位，如口唇周围、下眼睑皮肤上的细密皱纹及额颞部的细小皱纹。有许多人会带着这样的疑问，激光除皱的效果明显吗？它会不会让皮肤越来越薄？

（1）激光除皱原理：皱纹产生的主要原因是皮肤胶原减少，真皮层变薄。运用最新激光 – 射频联合技术照射皮肤，可使真皮层增厚，减少皱纹。其原理是：刺激受损的胶原层，产生新的胶原质，从而填平因胶原减少而出现褶皱的皮肤；加热真皮层，利用人体自身修复功能刺激组织再生重建，使真皮层增厚。

（2）激光除皱特点：一是治疗温和，无痛。无须麻醉，有轻微灼热感；无须治疗后续护理，术后可立即化妆。二是时间短。一次治疗约30分钟，无须休假，随治随走。三是操作时皮肤无破损，对组织不会产生大的创伤。三是不产生瘢痕，一般无色素沉着等。

（3）激光除皱功效：有效改善面部皮肤松弛、祛除深层皱纹，使面部整体提升；祛除额头纹、眉间纹、眼角纹、鼻唇沟纹、颈部皱纹、手部皱纹及妊娠纹。经过一个疗程的治疗后，皱纹平均可减退35%～55%，90天以后疗效达到最佳状态；有效祛除各种斑印、红血丝，并收缩毛孔，达到嫩肤、靓肤的效果。

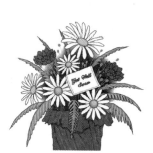